# La alimentación del bebé

La división del libro en capítulos se orienta hacia el desarrollo de su bebé y del ritmo que debe "marcarse" para cambiarle de tipo de alimentación.

**Capítulo 1.**
Trata de las reglas básicas para procurar al bebé una alimentación sana.

**Capítulo 2.**
Se ocupa de los primeros cuatro meses, durante los cuales su bebé se alimenta exclusivamente de leche. En este capítulo también encontrará información sobre todo lo referente al biberón, y sugerencias para satisfacer las necesidades del bebé en el inicio de su vida.

**Capítulo 3.**
Recoge las incidencias del bebé durante los siguientes cinco meses, en los que las tomas de leche se sustituyen –progresivamente– por una comida adicional (comidas preparadas en forma de papillas). Durante estos meses, el programa incide en la necesidad de que el niño aprenda a comer con la cuchara y en el ritmo adecuado de aprendizaje.

**Capítulo 4.**
La lenta transición del bebé a la comida infantil, se lleva a cabo en los tres meses anteriores a su primer cumpleaños. El niño participa como uno más en las comidas familiares.

**Capítulo 5.**
Expone los problemas alimentarios del bebé, especialmente cómo darle una alimentación adecuada en caso de que exista peligro de alergias.

## Interpretación del gráfico de la derecha

El esquema alimentario que figura en la página siguiente, le ofrece una sinopsis de lo que el bebé necesita en el transcurso de su primer año de vida:

- Durante los cinco primeros meses, el bebé se alimenta exclusivamente con leche materna o con leche maternizada que toma directamente del biberón.

- En el quinto mes se puede comenzar a sustituir, cuanto antes -al mediodía-, la alimentación láctea por una papilla de verduras. Cuando cumpla el primer año, el almuerzo será el mismo que el del resto de la familia.

- Al sexto mes, dé a su bebé por la noche una papilla de leche en vez de solo leche. En un principio, la toma de la papilla se le dará en biberón con una tetina apropiada; luego, se pasará a hacerlo con la cuchara. A la edad de un año, su hijo o hija ya puede comer pan con leche. Pero, naturalmente, también puede comenzar más tarde.

- Cuando cumpla siete meses, sustituya la leche de la tarde por una papilla de fruta y cereales sin leche. Esta papilla se puede reemplazar, hacia el final del primer año, por fruta.

- En el transcurso de todo el primer año, déle la leche de la mañana. Y quizá al final del año el niño acabe desayunando con toda la familia, pasando a tomar muësli o pan.

# Guía de

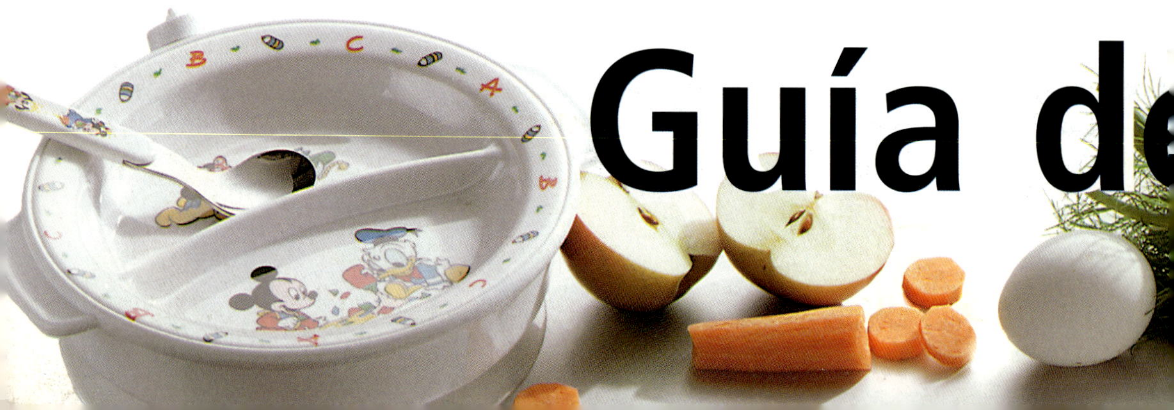

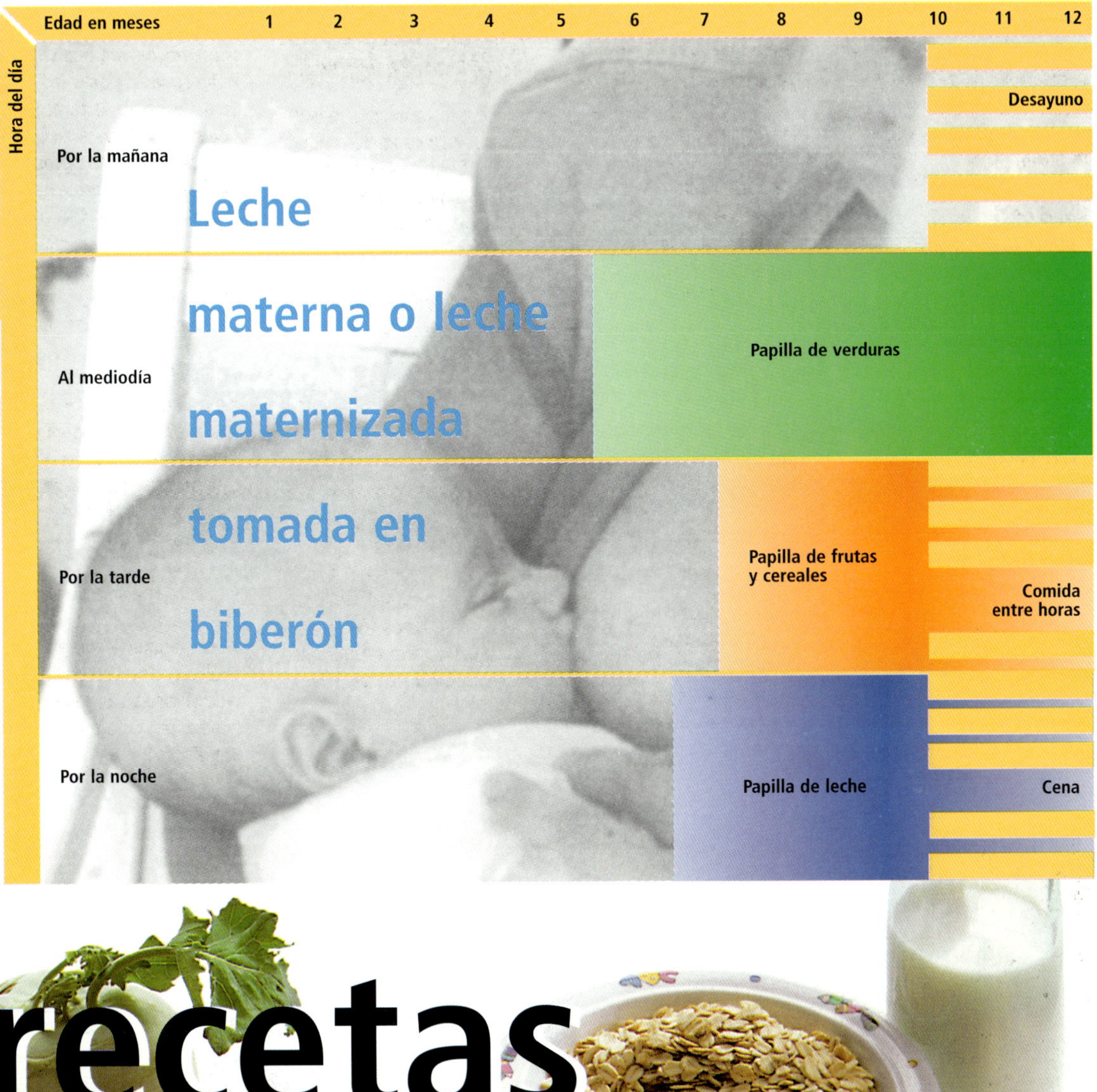
Edad en meses
1
2
3
4
5
6
7
8
9
10
11
12
Hora del día
Por la mañana
Al mediodía
Por la tarde
Por la noche
Leche materna o leche maternizada tomada en biberón
Desayuno
Papilla de verduras
Papilla de frutas y cereales
Comida entre horas
Papilla de leche
Cena

# recetas

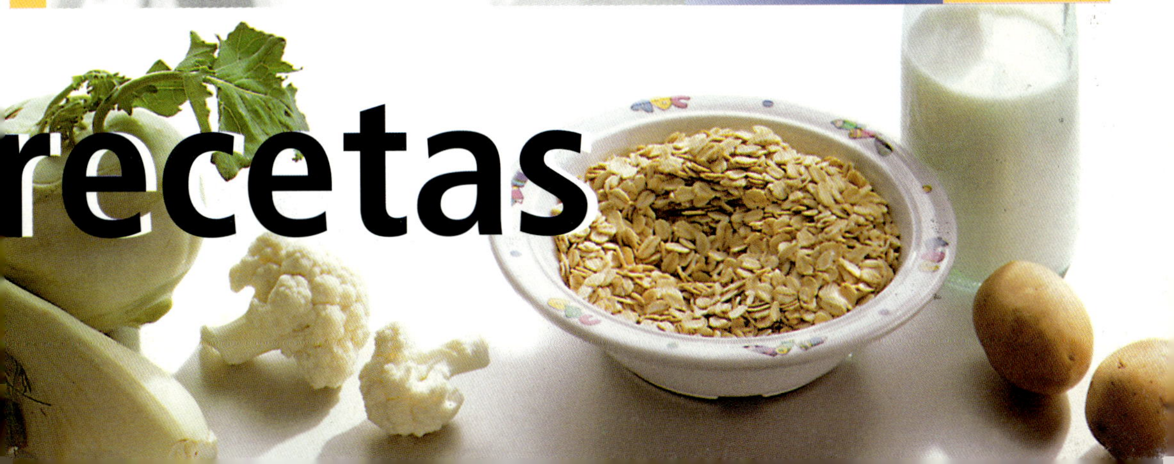

# Alimentación sana durante el primer año

Los bebés al nacer no están aún "formados" ni "desarrollados". Su hijo recién nacido no sólo es aparentemente pequeño y está desamparado, también necesita que su aparato digestivo madure:

- Su sistema gastrointestinal todavía carece de todos los enzimas digestivos que descomponen los nutrientes en el estómago y en el intestino para poder ser absorbidos. Así no dispone, por ej., de los enzimas proteolíticos del páncreas y de la mucosa intestinal. Su actividad se desarrolla en el transcurso del primer año. Aún no se produce la suficiente cantidad de ácidos gástricos y, por ello, las bacterias y los gérmenes patógenos pueden multiplicarse con gran facilidad.
- Las células de la mucosa intestinal aún son permeables, permitiendo incluso el paso de grandes moléculas, como por ej. las proteínas.
- El riñón está lejos de poder funcionar con toda eficacia, ya que junto con los productos metabólicos secreta aún mucho líquido.
- El hígado tampoco ha alcanzado su capacidad total, por lo que resulta insuficiente para realizar la síntesis y almacenamiento de diversas sustancias.

Resumiendo: El organismo del bebé aún no está preparado para digerir una comida de adultos. En el seno materno, el niño se alimenta a través de la circulación sanguínea. El feto sólo se nutre y aprovecha una parte mínima de la placenta. Después del parto, el aparato digestivo del bebé (formado por el estómago y el intestino) tiene que trabajar mucho. Por este motivo, la primera leche de la madre o *calostro* se produce en muy pequeñas cantidades. Durante los primeros días, el

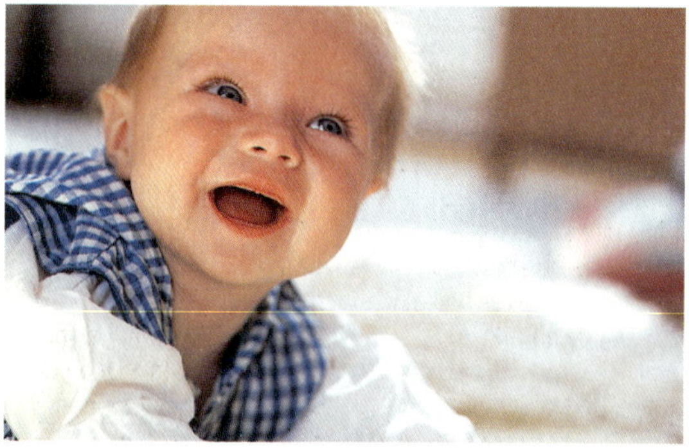

**Dar exclusivamente el pecho a su bebé, le proporciona todo lo que necesita para su desarrollo.**

niño mama en cada "toma" no más de 10-20 g de esta leche. Sólo al tercer o cuarto día tras el parto, la leche materna sube a los pechos de la madre y las cantidades que el bebé toma aumentan rápidamente (página 13).

### Una alimentación correcta es vital

Mientras alimente exclusivamente a su bebé con leche materna, no hace falta que se preocupe por el desarrollo de su hijo o hija. La leche del pecho contiene todas las sustancias necesarias para cubrir todas las necesidades y capacidades del niño. Sin embargo, hoy día también algunas madres alimentan a sus hijos todo o en parte con biberón. Además, después del quinto mes –a lo más tardar después del sexto– la leche materna es insuficiente como única fuente de alimentación, es decir, los bebés necesitan cada vez más una alimentación adicional hasta que cumplan el primer año de edad. En este momento hacen su aparición los primeros dientes, y el niño comienza a comer con los demás miembros de la familia. Durante este período la alimentación del bebé es muy diferente a la de las personas adultas. Por este motivo, una incorrecta composición o elaboración de la alimentación del bebé puede acarrearle unas consecuencias muy graves para su salud. Estos tipos de errores pueden evitarse fácilmente con sólo saber cómo debe ser la alimentación del bebé y cómo se prepara ésta correctamente. Mientras su bebé se desarrolle con normalidad, no hace falta preocuparse por este aspecto.

### ¿Merece la pena preparar la comida uno mismo?

Hoy día, ya que la leche maternizada y otros productos salvan la vida de tantos niños a los que por una u otra causa no se les puede dar el pecho, casi ninguna madre puede prescindir de las ofertas que los fabricantes de productos alimentarios infantiles realizan. Además, los pequeños tarros de alimentación infantil tienen plena justificación. Sirven de comida adicional o complementaria, puesto que a casi todas las madres les gusta recurrir a ellos en los días que están muy ocupadas o durante los viajes y vacaciones. Sin embargo, una alimentación basada sólo en productos industriales a la larga tiene sus inconvenientes. Resulta cara y demasiado dulce, en parte debido a su comercialización y al exceso de hidratos de carbono que contienen en forma de distintos azúcares. También contiene muy pocas grasas de alto valor nutritivo y, a veces,

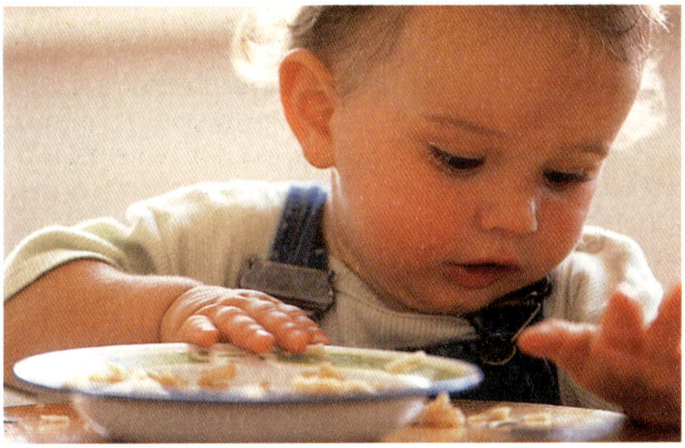

**Los ingredientes frescos le dan a la comida preparada un sabor realmente bueno.**

demasiada sal. Por otra parte, su hijo se acostumbrará a un único sabor y la gran variedad de ingredientes puede incluso provocarle alguna alergia. Si utiliza potitos, debería optar por aquéllos que no contengan azúcares (ni maltosa, ni glucosa), ni tampoco sal, y en cuya composición entren sólo unos pocos ingredientes. Las papillas instantáneas son aun menos recomendables. En ellas están ausentes los productos frescos, resultan demasiado dulces y, en realidad, su elaboración requiere tanto tiempo como la preparación de una papilla fresca. En cambio, la diversidad de copos integrales de cereales sin aditivos que se oferta en el mercado para los bebés, resulta muy apropiada. Pueden adquirirse sin problemas en herboristerías, pero también en las secciones de productos alimenticios de supermercados y grandes superficies. La comida recién hecha, preparada con alimentos naturales frescos, realmente sabe mejor que cualquier comida de tarro y despierta el apetito del niño. De esta manera, su hijo prueba los sabores de los distintos productos alimenticios y desarrolla sus preferencias y rechazos personales. Si prepara los productos frescos correctamente, el niño recibirá un aporte suficente de sustancias nutrientes vitales. Por eso la comida exige una preparación cuidadosa (página 10), y el seguimiento preciso de las instrucciones. Finalmente, el sólo hecho de ocuparse de la alimentación de su hijo también influirá positivamente en su disposición.
Es decir, al preparar personalmente la comida, sabrá qué es lo que come y esa misma actitud se la comunicará a su hijo durante el crecimiento.

## La curva del peso

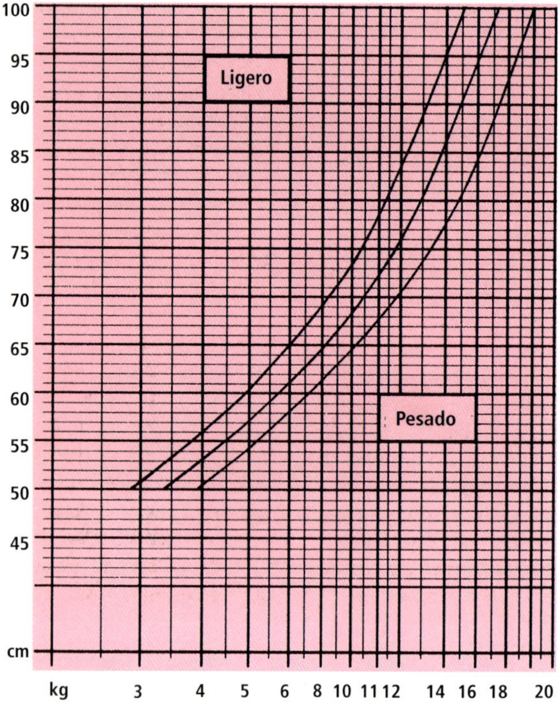


**Gracias a esta curva, puede controlar si el peso de su hijo o hija es proporcional a su altura. En este caso, el valor debe quedar dentro de ambas líneas exteriores. Si es superior, su hijo no pesa suficiente. Si es inferior, su hijo pesa demasiado.**

## El cuidado del bebé

Durante las primeras semanas, el bebé aún no distingue entre el día y la noche. Su diminuto estómago sólo admite pequeñas cantidades, por lo que se le deben dar frecuentes "tomas". Sin embargo, después de cuatro o seis semanas "establece" su propio ritmo de comidas.

Precisamente el amamantamiento facilita la flexibilidad en la alimentación a la hora de saciar el hambre de su bebé. Su cariño y atención le acercarán más a su hijo y esto hará que surja una mutua comunicación, sin necesidad de aferrarse a planes preestablecidos. No obstante, su hijo puede desarrollar los instintos y expresar hambre, sed o saciedad. Evite la rutina de dar de comer a su hijo sólo cuatro veces al día, ya que si lo hace así quizá se quede con hambre.

## Desarrollo sano

La mejor señal de que su hijo se desarrolla sano es su crecimiento y su aumento de peso (véase la curva). Para ello se requiere un alto aporte energético, es decir, un alto aporte de calorías. Un recién nacido necesita 110-120 calorías por cada kilo de peso corporal y día, durante el primer mes. Esta necesidad energética va disminuyendo a medida que pasan los meses y para el final del primer año, se situa en torno a unas 80 calorías por kilo y día. Pero además del total energético aportado, es fundamental la composición en nutrientes. Nuestra alimentación se compone de los siguientes nutrientes esenciales: proteínas, hidratos de carbono y grasas.

## Hidratos de carbono: lactosa, cereales, verdura y fruta

El bebé debería recibir el 40% de los requerimientos energéticos diarios, en forma de hidratos de carbono. Este porcentaje se corresponde exactamente con el contenido en lactosa de la leche materna. Pero la alimentación láctea artificial, o la elaborada en casa, puede llegar a este porcentaje con el aditamento de otros hidratos de carbono: distintos tipos de azúcares o harinas de fécula o de almidón. Razones de pureza química hacen aconsejable usar estos hidratos de carbono tan sólo durante los primeros 4 o 6 meses, dependiendo de la prescripción médica.

A medida que pasan los meses, se debería aumentar la proporción de los hidratos de carbono hasta un 45 o 50%. Esta necesidad se cubre cada vez más con

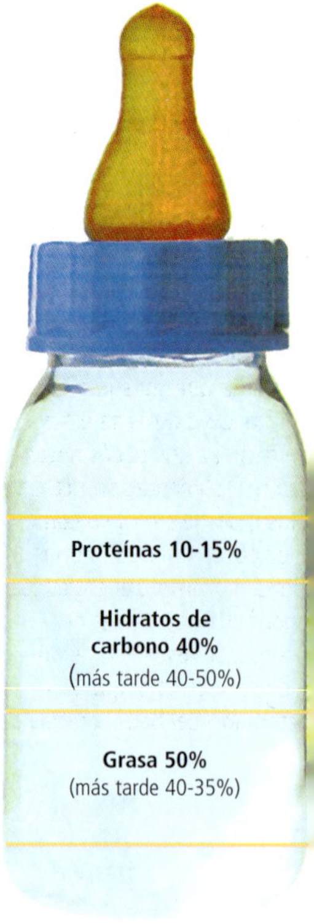

ereales integrales, verdura, ruta y patatas ya que sacian nucho mejor el hambre que l azúcar, la harina blanca o a fécula; además, proporcionan adicionalmente vitaminas, minerales y fibras minerales muy importantes. Durante los primeros 6 u 8 neses no es recomendable la ngesta de miel, zumos espesos o licuados ni de azúcar ntegral de caña, ya que los ácidos aromáticos y sus mpurezas resultan excesivamente fuertes para el –aún nmaduro– organismo del bebé. Pero pasado el octavo nes, se puede introducir la miel y los zumos espesos. Eso sí, todo ello con moderación.

## Grasa: mantequilla y aceite de germen

El 50% de la energía que aporta la leche materna le viene de la grasa que contiene, mucho más de lo que representa en la leche alimentaria que consume el adulto, cuya dosis se estima en el 30%. Los bebés necesitan una alimentación rica en grasa, porque, incluso con muy poca cantidad, proporciona muchísima energía. Las enormes necesidades de energía se resuelven favorablemente en el pequeño estómago del bebé, gracias a la grasa. Además, contiene sustancias que necesita el cuerpo para su desarrollo; así, las vitaminas liposolubles A, D, E, K y ácidos no saturados. Para que las necesidades en grasa estén cubiertas, la leche sintética está modificada para "maternizarla". Son las que se denominan "leches adaptadas". A punto de cumplir el primer año de vida, se debe reducir poco a poco el porcentaje de grasa en la alimentación hasta un 35-40%. Este porcentaje debería estar compuesto por grasas de origen animal y de origen vegetal a partes iguales. Los aceites prensados en frío contienen valiosos ácidos grasos no saturados, pero también sustancias difíciles de digerir a los bebés menores de 8 meses. Otro tanto ocurre con las grasas animales, que se hallan presentes en la carne, la grasa, los embutidos y el queso (más del 50% de grasa en materia seca). Estas grasas son poco valiosas, por lo que deberían consumirse lo menos posible. Por el contrario, la grasa de la yema del huevo es muy rica en vitaminas. La leche y los productos lácteos, con el 3,5% de materia grasa, también son recomendables.

## Proteínas: leche, productos lácteos, huevos, carne, patatas y cereales

La alimentación del bebé no debería incluir más de un 10-15% de proteínas. La leche materna contiene incluso un porcentaje menor, y el niño las aprovecha casi en su totalidad, ya que su composición se corresponde exactamente con las necesidades de éste. Las fuentes de proteínas utilizadas industrialmente en la producción de alimentos infantiles son las que se derivan de la leche de vaca o de la soja. En los primeros meses, estas proteínas extrañas pueden producir alergias. Si usted o su cónyuge son alérgicos, debería darle al bebé el pecho todo el tiempo que sea posible; en caso contrario, se debe recurrir cuanto antes a la alimentación láctea hipoalergena para bebés (páginas 14-15). Al establecer una alimentación adicional, la relación de productos alimentarios que contienen proteínas se hace mucho mayor: el niño ya tolera la carne, las patatas y los copos integrales. El equilibrio se da cuando la mitad de la proteínas aportadas son de origen animal, como la leche, la carne y el huevo, y la otra mitad lo son de origen vegetal, como las patatas y los cereales. Y ello porque la contribución de aminoácidos se complementa de tal modo, que satisface todas las necesidades del niño.

**El sano desarrollo del bebé se puede controlar en función del aumento de peso.**

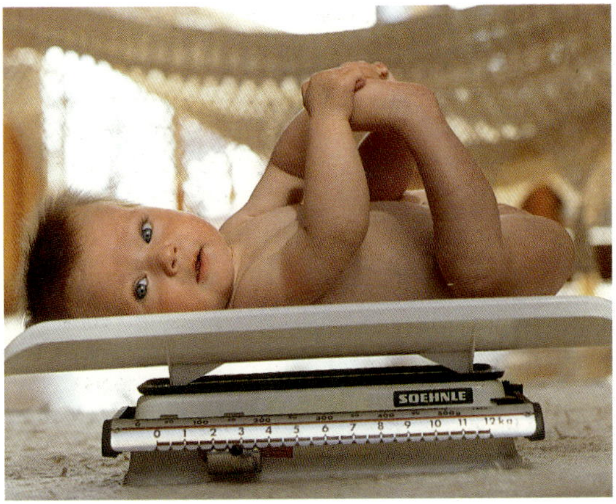

## Muy importante: los líquidos

Durante los tres primeros meses, el bebé necesita tomar mucho líquido, unos 150 ml por cada kilo de peso y día. Esta necesidad se va reduciendo paulatinamente –aproximadamente cada tres meses– hasta cumplir el año de edad, de 130-150 ml a 120-145 ml y, finalmente, a 120-135 ml por cada kilo de peso y día. ¡Un adulto, en cambio, sólo necesita alrededor de 30-40 ml por kilo de peso corporal! La razón estriba en que los riñones del bebé aún no pueden "concentrar" tan intensamente los residuos como un adulto, secretando mucho agua con éstos. Además, la superficie relativamente grande de la piel y los pulmones hace que el bebé pierda, adicionalmente, grandes cantidades de agua. Por todas estas razones, el bebé necesita tomar de continuo gran cantidad de agua; y, también, porque sus reservas son mínimas. Si sólo da el pecho a su hijo, la leche materna cubre perfectamente sus necesidades, es decir, no necesita darle ningún otro líquido. Sin embargo, si le da el biberón o una comida adicional, o si su hijo suda mucho en verano, será necesario darle un poco de infusión sin azúcar (página 33) o agua hervida (página 16). En caso de que tenga fiebre, diarrea o vómitos (página 58) la necesidad de líquido se incrementa considerablemente. De cualquier modo, evite que el biberón de té se convierta en sustituto del chupete, ya que es perjudicial para los dientes y sobrecarga los riñones al hacerlos trabajar en exceso. Lo mejor para apagar la sed es dar al bebé agua mineral sin gas, ya que los zumos contienen demasiada azúcar. Al comprar el agua, asegúrese de que la botella de agua mineral es "apropiada para la alimentación de bebés" (página 60).

**El biberón en ningún caso puede servir de sustituto al chupete, ya que a la larga incluso el agua puede resultar perjudicial.**

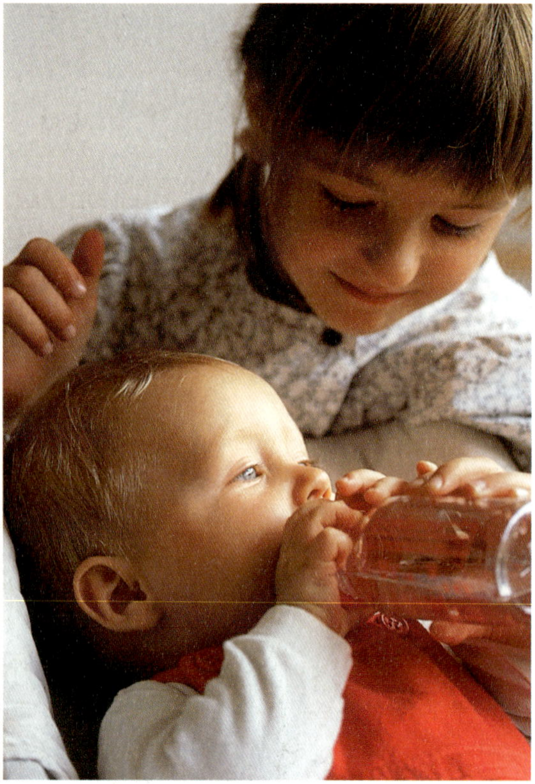

## Vitaminas y minerales

Las vitaminas son muy importantes para el metabolismo. La extrema actividad metabólica del niño, debido a su enorme crecimiento, hace que las necesite en grandes cantidades. Hasta la edad de 4 meses, los bebés a los que se da exclusivamente el pecho ingieren con la leche todas las sustancias que necesitan. En todo caso, sólo se recomienda el aporte adicional de vitamina D. Las vitaminas correspondientes a una alimentación láctea para bebés, deben añadirse personalmente. Si usted misma prepara en casa la leche maternizada, o empieza a darle una alimentación adicional, tiene que aportarle diariamente vitaminas hidrosolubles (vitaminas C y B) en forma de fruta, cereales y verdura; el exceso de estas vitaminas, las elimina el propio organismo. Las vitaminas liposolubles (A y D), que su bebé también necesita a partir del cuarto mes, son distintas: estas vitaminas se acumulan, y un exceso puede resultar perjudicial para la salud del niño.
Los minerales son elementos químicos particularmente importantes para el organismo, precisamente en estos momentos de máximo desarrollo y crecimiento. Están presentes en el cuerpo y en los nutrientes. Vitales para el

**Todo lo que necesita el niño**

| Sustancias nutritivas | Necesarias para... | Se encuentran en... |
|---|---|---|
| Vitamina C | Tejido conjuntivo, asimilación de hierro, defensas | Frutas frescas, zumos, verduras, patatas |
| Vitamina B ($B_1$, $B_2$, $B_6$, $B_{12}$, ácido fólico) | Metabolismo, desarrollo de los nervios, glóbulos rojos, Vitamina A | Leche y productos lácteos, cereales (sobre todo integrales), carne magra |
| Vitamina A | Paredes celulares, fotopigmentos visuales | Zanahorias, frutas amarillas y verduras, yema de huevo |
| Vitamina D | Osificación | La piel al absorber y transformar los rayos ultravioleta del sol |
| Calcio | Osificación | Leche y productos lácteos |
| Hierro | Glóbulos rojos | Carnes rojas |
| Flúor | Endurecimiento de los dientes | ------ |

ncionamiento orgánico, forman parte de las vitaminas, nzimas y sustancias de los quidos corporales.
o obstante, como hacen abajar mucho a los riñones, n exceso de minerales uede resultar perjudicial ara la salud. Pero si se lleva na alimentación natural sto no sucede, a no ser ue se coman demasiadas sceras:
La leche materna y la alientación artificial láctea del ebe, contienen la suficiente tamina C. Sin embargo, la alimentación a base de leche preparada en casa requiere darle una cucharada de zumo de naranja o de zanahoria a partir de la sexta semana.

- En caso de llevar una alimentación estrictamente vegetariana (sin huevo, pescado, carne y productos lácteos), puede producirse una carencia peligrosa del grupo de vitaminas B, especialmente del complejo $B_{12}$.

Si sigue un estricto régimen de este tipo desde hace años, puede que su leche no contenga la suficiente vitamina $B_{12}$. En este caso, ¡consulte a su médico!

- Para que la asimilación de la vitamina A sea inmejorable, lo apropiado es añadir algo de grasa. ¡Pero tenga cuidado con el hígado, ya que puede contener demasiada vitamina A para el bebé!
- En las zonas geográficas donde se disfruta de pocas horas de sol al día, el aporte de vitamina D puede resultar insuficiente. El pediatra subsanará este inconveniente, prescribiéndole pastillas de flúor y de vitamina D.
- La leche pura de soja no contiene la cantidad de calcio preciso, por lo que en caso de alergia se le puede suministrar una alimentación láctea infantil hipoalergena.
- A partir de los seis meses de edad las reservas de hierro son insuficientes. Por lo tanto, hay que procurarle una alimentación adicional que incluya un poco de carne. Y si se añade a la carne algo de verdura rica en vitamina C, tanto mejor.
- Como nuestras aguas freáticas suelen ser pobres en flúor, acuda al pediatra para que le prescriba pastillas de flúor.

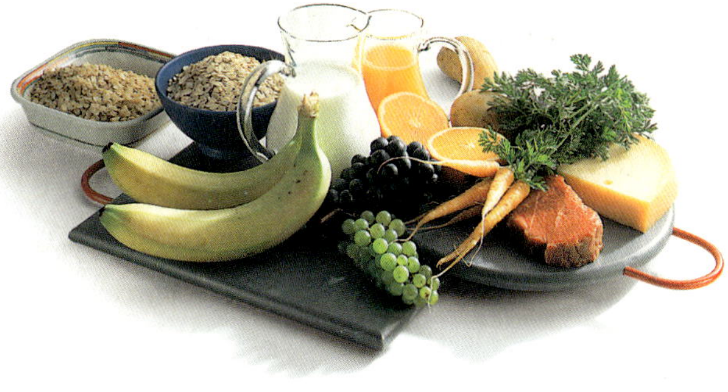

## La cocina y las necesidades del bebé

Frecuentemente, sólo la preparación de las comidas en casa les procura toda su sustancia y un auténtico valor nutritivo. Pero, además de sana y natural, la comida del bebé ha de elaborarse también "teniendo en cuenta las verdaderas necesidades y limitaciones del niño":

- Las glándulas gustativas del bebé son mucho más delicadas y sencillas que las de una persona adulta. Por este motivo, percibe con mayor intensidad que nosotros todos los estímulos y sabores que producen la sal, los condimentos y la aspereza o dureza de los productos con costra.
- El bebé no puede masticar aún correctamente.
- Aunque es cierto que el niño come menos que una persona adulta, en relación a su tamaño las cantidades que debe ingerir son mucho mayores.
- Al ser las necesidades de líquido del bebé mucho más elevadas, la sensación de "tener sed" también se incrementa.
- Por todas estas razones expuestas, el niño come con más lentitud que una persona adulta. Pero también se pueden hacer algunas cosas para que la comida "pase" mejor. Para lograrlo, como los bebés ya tienen un marcado sentido del color, ha de procurarse que la preparación se muestre apetitosa. Realice los condimentos con hierbas finas, ya que durante el primer año de vida del niño la comida no se puede sazonar. Prescinda de condimentar las comidas en función de su sabor, ya que resultaría demasiado fuerte para el estómago del bebé. El sólo sabor que despliegan los productos alimenticios será suficiente. Para que resulte un tanto dulce, a la papilla de verdura se le puede añadir algo de compota de fruta. Pero su hijo también debe acostumbrarse al sabor único de la verdura, sin ningún otro aditamento. Además, las papillas deberán mostrarse jugosas y tener una consistencia fina y homogénea.

Ni un régimen estrictamente vegetariano ni tan siquiera una rígida alimentación integral, cubren totalmente las necesidades del bebé (páginas 22 y 23). Pero tampoco es apropiado recurrir, sin ánimo de espíritu crítico, a la oferta de la industria alimentaria o imponerle muy pronto la alimentación de los adultos. En su lugar, intente prepararle delicadamente algún plato lo más sencillo posible. No se preocupe si repite alguna vez la comida, pues su hijo aún es incapaz de advertir esta circunstancia.

**La olla rápida, la batidora y la olla normal son los recipientes y utensilios de más ayuda en la cocina, especialmente cuando hay que preparar grandes cantidades de comida.**

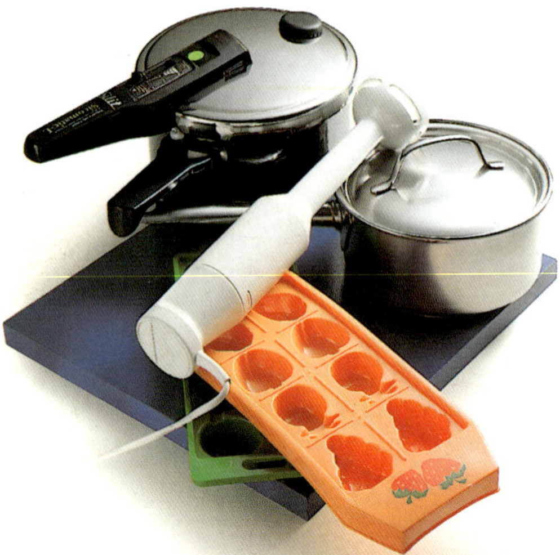

## La minuciosa preparación de las comidas

Para que no se pierdan demasiadas vitaminas de la fruta y la verdura por la exposición al aire, la luz y el calor, prepárelas inmediatamente antes de las comidas. Procure no mantener la comida caliente, pues puede servir de "caldo de cultivo" para los gérmenes.

En ningún caso deben volverse a utilizar los restos de las comidas preparadas (páginas 60 y 61). La preparación ideal de la comida es rehogarla con muy poca grasa en su propio jugo, a fuego lento –con la olla tapada–, añadiéndole si es preciso un poco de líquido. Para evitar la pérdida de las vitaminas, lo ideal es agregar el aceite la mantequilla después de la cocción.

Tampoco se perderán muchas sustancias vitales, si respeta exactamente los tiempos indicados por los fabricantes para la cocción en la olla exprés o en el microondas. Este aparato es ideal para descongelar productos congelados, pero requiere utilizar siempre una vajilla apropiada para el mismo. Absténgase pues de emplear biberones, tetinas o cualquier otro recipiente de plástico. Como al calentar la comida en el microondas el calor se reparte de forma desigual por el alimento, asegúrese de remover muy bien la papilla y de probarla antes de dársela al bebé para que no se queme. La leche del bebé se calienta en el microondas y, después, se prepara.

**¿Qué es lo que mi bebé tolera y cuándo lo tolera?**

- Desde el nacimiento: leche materna, alimentación inicial del bebé, infusiones sin azúcar.

- A partir del tercer mes: leche de continuación.

- A partir del cuarto mes: zanahorias, patatas, plátanos, peras, manzanas, zumos de naranja; carne, copos integrales.

- A partir del sexto mes: leche entera; coliflor, brécol, hinojo, pepino, colinabo, espárragos, apio, calabacín; miel.

- A partir del duodécimo mes: yogur; pan, que se puede untar con mermelada, jarabe espeso de manzana, requesón, aguacate, lonchas de pepino o de fruta, queso fresco; guisantes, tomates, maíz dulce, cereales integrales molidos, espinacas y mantequilla.

## La comida "hecha papillla" del bebé

El delicado intestino infantil digiere mucho mejor las sustancias nutritivas de los purés muy finos, que las de las comidas aplastadas y muy espesas. Por lo tanto, para hacer la comida del bebé debería disponer de una batidora eléctrica de mesa, de un brazo eléctrico de varillas o de un robot de cocina. Entre el sexto y el duodécimo mes, ya no es preciso "hacer papilla" las comidas. A punto de cumplir el niño el primer año de edad, bastará con cortarle la comida en trozos pequeños.

## La comida preparada y conservada

Si dispone de un congelador vertical, de un arcón congelador o de un frigorífico "combinado" de 4 estrellas, debería –si es posible– cocinar la comida del bebé para varias veces y conservar las porciones congeladas para su uso. La verdura y la carne es mejor congelarla por separado, ya que de este modo puede alternar la carne rebozada en yema de huevo con la verdura. Lo apropiado es disponer la verdura en bolsas de congelar cerradas al vacío, para, en el momento de su uso, descongelarlas al baño María o en el microondas. Los purés de carne se pueden congelar en cubiteras, trasladados antes los cubitos a otros recipientes que se dejan en el congelador. Las hierbas también se congelan y se añaden a la papilla según sea preciso. En todo caso, una vez descongelada la papilla es preciso hervirla.

## Productos alimenticios básicos

Su hijo necesita alimentarse con productos alimenticios básicos, propios de la estación. La clase y tipo de una manzana revela su tamaño y las características que le son propias, pero nada dice o muy poco sobre los valores que "atesora" en su interior. Procure consumir productos frescos de su propia huerta, o adquiera productos biológicos a un agricultor de confianza o en el mercado. Los productos de temporada, son toda una garantía. Por regla general, los productos maduros y aromáticos son ricos en vitaminas y minerales. Los productos que incluyan cereales se encuentran normalmente en las herboristerías, donde se oferta un gran surtido de todo tipo. Pero si lo desea, también en los supermercados puede encontrar copos de avena y sémola integral. Lo que sí se puede afirmar con toda seguridad es que cuanto más procesos haya pasado un producto alimenticio, menos sustancias naturales contiene y más caro será su precio.

**Los copos de cereales para su bebé, no deberían contener aditivos: 1. Copos de trigo. 2. Sémola integral. 3. Copos de avena integrales. 4. Copos de espelta. 5. Copos de mijo.**

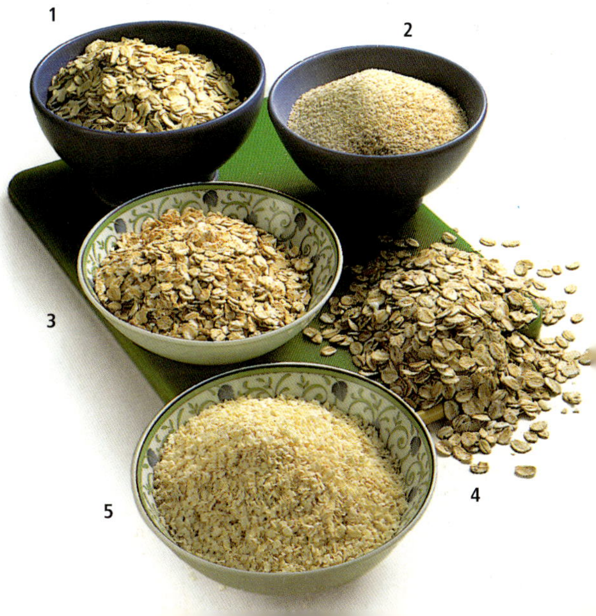

# Los primeros cuatro meses

La leche materna es ideal para la alimentación del bebé, es óptima en todos los sentidos. Se distingue de la leche de vaca en los siguientes puntos decisivos:

- El contenido en minerales es inferior, lo que se corresponde con la capacidad de funcionamiento de los riñones del bebé. Demasiados minerales pueden ser perjudiciales. Los bebés a los que no se les da el pecho, tienen deposiciones duras al ingerir excesiva cantidad de calcio.
- La leche materna contiene más vitaminas A y C. Si la alimentación del bebé se realiza con leche preparada de vaca, hay que añadirle estas vitaminas.
- La de la madre contiene más ácidos grasos no saturados, que son componentes esenciales de las hormonas del tejido.
- El bebé digiere las proteínas presentes en la leche materna con más facilidad.
- Contiene el azúcar suficiente para que la fermentación de la flora intestinal se desarrolle con normalidad. De esta manera, las deposiciones son blandas.
- Favorece la acción de determinados enzimas digestivos en el organismo.
- El contenido en hierro de la leche materna es igual a la de vaca, pero se absorbe con mayor facilidad. Además, su composición varía con el tiempo para adaptarse a las necesidades del niño. Así, entre los cuatro y seis primeros días se forma la leche previa o *calostro*. Esta leche es un alimento especial, que incluso brinda protección inmunológica al recién nacido.
- La leche materna contiene anticuerpos que llegan a la circulación sanguínea del bebé y refuerzan sus defensas.
- El superior contenido en grasas de la leche que mama, facilita el adecuado aporte energético al bebé.
- El contenido proteico es menor en la leche humana, pero las proteínas que contiene, se absorben mejor, y resultan más adecuados para el bebé.

De todo lo expuesto se puede deducir que, lo mejor para su hijo, es alimentarlo dándole el pecho.

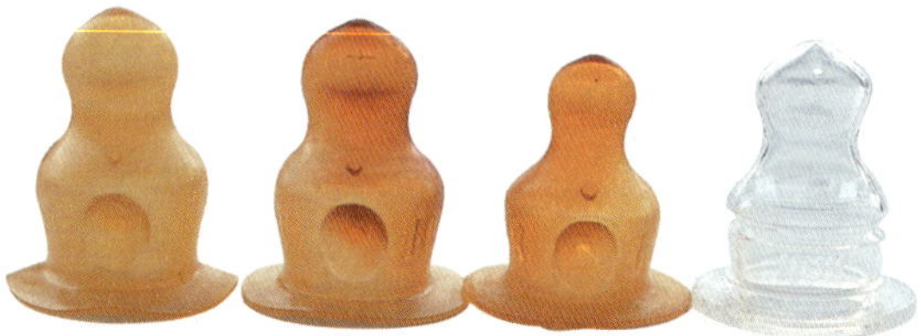

### Cantidad de leche que mama su hijo del pecho

| Edad | ml de leche | número de tomas |
|---|---|---|
| 2.ª semana | 450 - 600 | 5 - 8 |
| 3.ª semana | 500 - 650 | 5 - 7 |
| 4.ª semana | 550 - 700 | 5 - 6 |
| 5.ª semana | 550 - 750 | 5 - 6 |
| 6.ª-8.ª semana | 700 - 800 | 5 - 6 |
| 3.º- 4.º mes | 750 - 900 | 5 |
| 5.º mes | 700 - 850 | 4 - 5 |
| 6.º mes | 500 - 600 | 4 |

Dando regularmente el pecho a su hijo, sobre todo durante los primeros días, evitará que se produzca una congestión de la leche materna y contribuirá a estimular su secreción. Durante las 2 o 3 semanas siguientes, la leche variará en su composición hasta adquirir la definitiva.

## Cuando la leche materna ya no basta

Normalmente el amamantamiento comienza con éxito en el hospital, pero luego en casa surgen los primeros problemas. Un segundo inconveniente se presenta al llegar la sexta semana, cuando el hambre del bebé aumenta ostensiblemente. Pero aunque su hijo todavía tenga apetito, retrase todo lo que pueda la alimentación láctea adicional, pues en caso contrario la leche del pecho se reducirá de manera natural incluso más si cabe. La "producción" láctea materna depende de la demanda, es decir, cuanto más leche toma el bebé, más cantidad de leche se produce:

- Amamante a su hijo dándole de mamar alternativamente de ambos pechos.
- Déle el pecho las veces que sea preciso para que no pase hambre. Téngalo en la cama con usted.
- Convénzase de que darle el pecho constatemente es beneficioso.
- ¡Sobre todo, no piense en nada negativo!
- Favorezca la producción de leche materna tomando té y comiendo papillas de cereales de sabor suave. Duerma todo lo que pueda.
- Hágase con un libro sobre la lactancia y forme parte de "grupos de madres" que también tengan hijos en período de lactancia.
- Para saber más sobre la alimentación del bebé, consulte el libro *Nuestro bebé. El primer año* que esta editorial tiene publicado en su colección "Manuales prácticos".

## ¿Cuánto debe durar la lactancia?

El pecho se lo puede dar a su bebé, sin alimentación extra, hasta el sexto mes. A partir de entonces, la leche materna ya no es suficiente. Por otra parte, para su desarrollo es importante que el niño aprenda a comer solo, utilizando la cuchara. También los dientes, en período de crecimiento en las encías, necesitan fortalecerse con una presión en sentido contrario. Además, la relación de dependencia exclusiva de la madre, debería reducirse poco a poco. Por supuesto, hasta que su hijo pueda beber del vaso hacia el final del primer año, puede seguir dándole el pecho por las mañanas y por las noches. Sin embargo, entonces le resultará más difícil destetarle. Dar el pecho durante mucho tiempo no es perjudicial para el bebé, a condición de que la leche materna no contenga residuos nocivos (página 14). Pero en este caso a su hijo le costará aun mucho más dejar el pecho, y usted misma lo acusará físicamente. Sin embargo, no se precipite en el destete de su hijo si el período de lactancia les va bien a los dos. Dar el pecho después del año, no representa ninguna ventaja física ni psíquica.

**Mientras da el pecho a su hijo, adopte una postura cómoda: sentada con las piernas cruzadas se encontrará muy a gusto.**

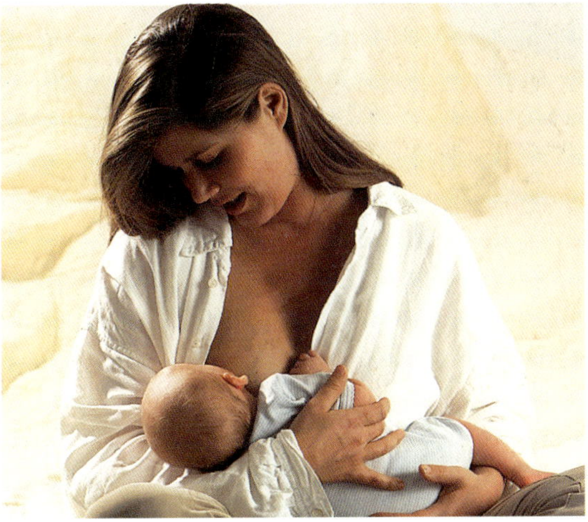

## Residuos nocivos en la leche materna

Afortunadamente, los residuos nocivos en la leche materna han disminuido. Son sustancias químicas como DDT, lindane, HCB, heptacloro, aldrin o PBC, presentes en nuestro entorno, debido sobre todo a los pesticidas, que absorbe nuestro cuerpo y que pasan a la leche en forma de residuos. Se concentran en el tejido adiposo, pero nosotros no podemos hacer nada por reducirlos. Si la madre pierde mucho peso después del parto, pasan de manera especial a la leche materna. Estos residuos son mínimos hasta el sexto mes, período durante el que la lactancia ha procurado su máximo provecho al bebé.

## ¡Pecho sí, biberón no!

Si por alguna razón se ve obligada o desea sustituir una "toma" de leche materna por el biberón, deberá hacerlo acostumbrando a su bebé poco a poco. Tenga en cuenta que hasta ahora se alimentaba de la leche materna con gran entusiasmo, pero que el niño rechazará enérgicamente cualquier intento de imponerle la alimentación con biberón. Prefiere pasar hambre hasta la siguiente comida:

- Encargue a otra persona que se ocupe de acostumbrar a su bebé al biberón, ya que si usted está cerca persistirá en su actitud de querer mamar.
- Humedezca la tetina con algo de leche y, cuando esté en la boca del bebé, apriete un poco.
- Acostumbre al bebé al sabor de la leche maternizada. Extraiga leche de su pecho y désela en alternancia con la leche adaptada. Cuando acepte el biberón, cambie a su hijo de alimentación.
- Asegúrese de que el tamaño del agujero de la tetina y la temperatura de la leche son correctos.
- A partir de los seis meses, intente dar líquido a su bebé con una cucharilla. El objetivo es acostumbrarlo, ya que los niños lo que quieren es mamar.

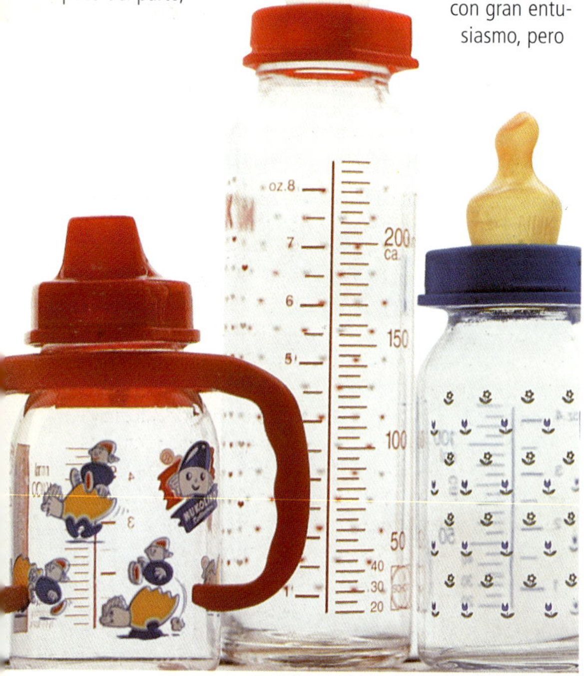


## Para los niños criados con biberón

La composición de la leche de vaca es inadecuada para los bebés. Por eso, no pueden tomarla entera antes del sexto mes. Si quiere alimentar a su hijo con leche de vaca, tendrá que diluirla o rebajarla. Si usted o su marido son alérgicos (páginas 56 y 57), durante el primer año de vida del bebé deberá renunciar a la leche de vaca en la alimentación. Si a pesar de todo quiere preparar en su casa un alimento que sustituya a la leche materna, encontrará la receta en la página 18. La alimentación con leche maternizada de preparación instantánea se fabrica, por regla general, con leche de vaca. Sin embargo, es de similares características a la leche materna.

En toda la Comunidad Europea está en vigor, desde el año 1992, la siguiente clasificación referente a la alimentación infantil:

- Los productos lácteos industriales destinados a la "alimentación inicial del bebé", sirven para su empleo desde el inicio de la vida. Pueden producirse a partir de proteína de soja o de leche de vaca. Si sólo se elaboran con leche de vaca, se incluyen en la denominada "alimentación láctea del bebé". Esta alimentación inicial y de continuación, incluye dos grupos de alimentos: los hidratos de carbono, con igual composición en lactosa que la leche materna y que se da en la "prealimentación inicial", y los productos identificados con la cifra 1, de contenido en almidón además de lactosa. La leche se considerada adaptada, si su contenido en proteínas se aproxima al de la leche naterna. En el caso de la eche semiadaptada, el contenido en proteínas difiere lel de la leche materna.

• La "alimentación de continuación" se basa en el 'tipo" de leche empleado, que incluye en su composición sólo proteínas de leche le vaca y se reconoce porque -en la mayoría de los casos– leva en el envase la cifra 2. ista alimentación se ajusta a as necesidades del bebé a artir del tercer o cuarto mes. i desteta a su bebé poco a ooco durante este período, oodrá comenzar enseguida ı darle la "leche de continuación".

• Si su bebé corre un elevalo riesgo de padecer alergias páginas 56 y 57), desde un principio puede adoptar la alimentación con leches ipoalergénicas como "alimentación de continuación".

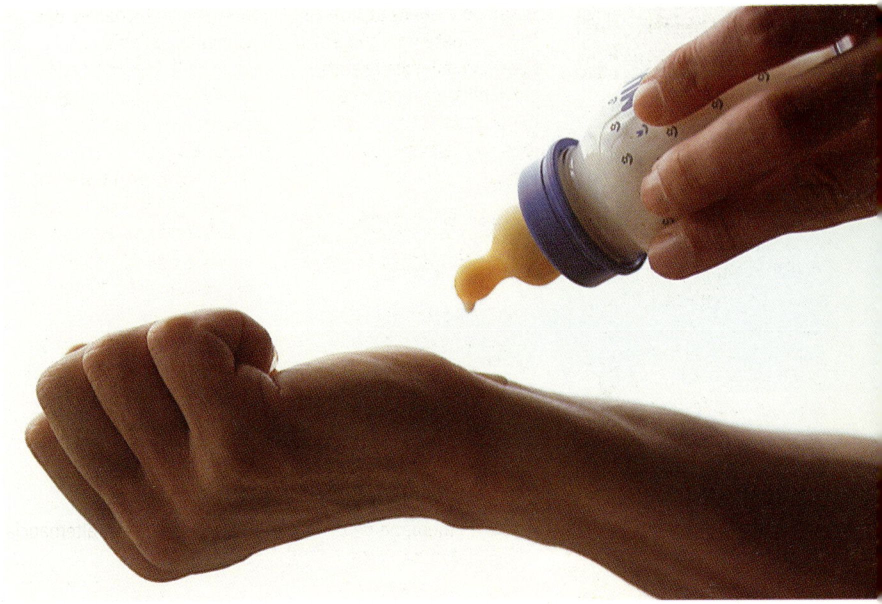

**Para que las infusiones o la leche no estén demasiado calientes para su bebé, realice antes la "prueba de la gota".**

## El biberón

El bebé debería tomar siempre la leche a una temperatura aproximada a la corporal. Como saber la temperatura de la leche contenida en el biberón sólo tocándolo esulta muy difícil, sobre todo cuando los biberones son de plástico, vierta antes de la "toma" unas gotas de leche en la parte interna de la muñeca del brazo contrario que utiliza para sujetarlo. Si nota un agradable calor, la temperatura será la adecuada. La rapidez a la que mama el bebé, dependerá del tamaño del agujero de la tetina. Para saber si este tamaño es el apropiado, basta darle vuelta al biberón y comprobar que caen 1 o 2 gotas aproximadamente:

• Los biberones pueden ser de plástico o de cristal resistente al calor. Los primeros son más ligeros e irrompibles, pero no admiten su esterilización en la olla exprés y es más difícil saber la temperatura exacta de la leche que contienen. También, al sujetarlos el bebé antes debido a su menor peso, hacen que éste los chupe permanentemente. Por su parte, los segundos pueden romperse y pesan mucho más. Pero tienen la ventaja de que son más robustos e higiénicos, pues las sustancias nocivas para el niño se eliminan mejor.

• Las tetinas se dividen en dos clases, según su composición: las que están hechas de látex (goma natural) y las de silicona clara. Las de látex se estropean con el paso del tiempo y, entonces, se vuelven pegajosas. Además, en algunos modelos se han encontrado sustancias alergizantes. Antes de adquirirlas, solicite información reciente sobre estas pruebas. Las tetinas de silicona tienen la ventaja de que apenas se estropean. Sin embargo, los constantes mordiscos del bebé las cuartean. Por lo tanto, hay que tener cuidado con ellas cuando el bebé echa los primeros dientes. Lo más apropiado pues, es utilizarlas sólo hasta que le salen los dientes y cambiar luego a las de látex. Antes de usarse por primera vez, deben hervirse por lo menos 10 minutos.

## La importancia de la higiene

Durante los seis primeros meses, la preparación de la comida del bebé exige una minuciosa higiene. Por lo tanto, las tetinas y los biberones se deben enguajar a fondo bajo un chorro abundante de agua con un cepillo de limpiar botellas. Además, las tetinas se deben frotar muy bien con algo de sal y enguajarse después. A continuación, el biberón y la tetina deben esterilizarse:

• El baño de estirilización, hoy está prácticamente en

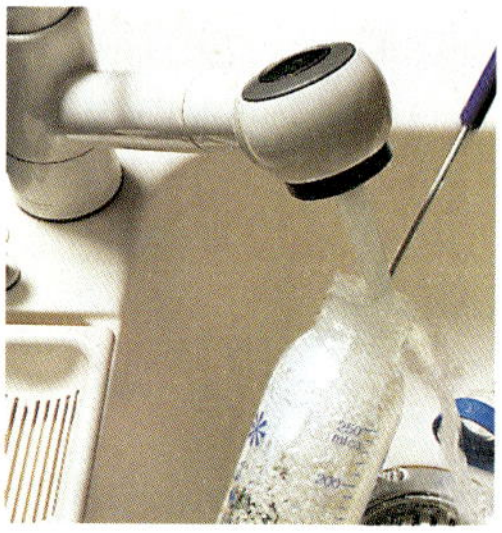

desuso. Porque, para qué recurrir a la química si hay otros métodos más sencillos y eficaces.

• El método más sencillo para esterilizar el biberón, suele ser el uso de aparatos especiales de vapor. Sin embargo, surge el inconveniente de qué hacer con estos aparatos cuando deje de dar el biberón a su hijo.

• En cambio, la olla exprés también sirve para este uso y se sigue utilizando en la coci-

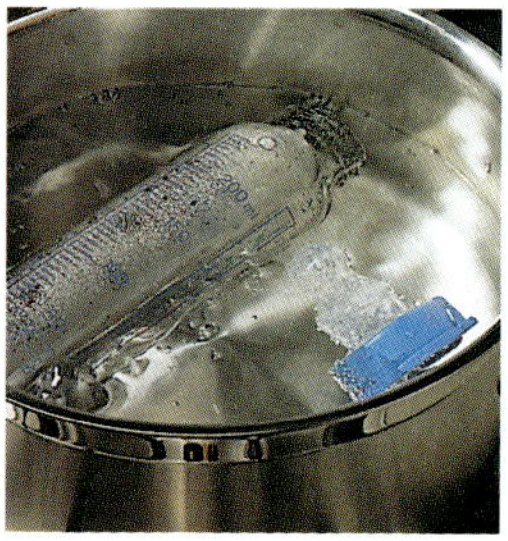

na. Cada fabricante indica la forma de proceder en las instrucciones.

• También, los biberones y los accesorios pueden cocerse en una olla normal durante 30 minutos.

## El agua para el biberón

Principalmente, el agua más indicada tiene que ser lo más fresca y natural posible, teniendo en cuenta que hay que hervirla durante 1 o 2 minutos con la olla destapada antes de su uso. También puede emplear la de la llave del grifo de casa, si es potable y, además...

• ..., contiene menos de 50 mg de nitrato por cada litro de agua; mejor aun si el contenido es inferior a 20 mg, para la misma cantidad de agua. La información al respecto puede obtenerla en la oficina del "servicio municipal de aguas", cuya dirección encontrará en la factura, o en la oficina del consumidor.

• ..., la red de tuberías de su casa no tiene ninguna tubería vieja de plomo, ni tuberías de cobre completamente nuevas. Deje correr el agua durante 1 minuto antes de tomarla del grifo, hiérvala y utilícela enseguida. Para preparar rápidamente el biberón fuera de casa, puede echarla y conservarla en un termo limpio. La alternativa segura al agua del grifo, es el agua mineral natural envasada y etiquetada la botella con la frase: "apropiada para la preparación de la alimentación del bebé", o similar. Para mayor seguridad, cueza también el agua antes de usarla. En este caso, la más adecuada puede contener –como mucho– por litro: 20 mg de sodio, 10 mg de nitrato, 0,02 mg de nitrito, 1,5 mg de fluorita, 240 mg de sulfato y 0,2 mg de manganeso.

### SUGERENCIA

Un filtro normal de agua no reduce, en ningún caso, el contenido en nitrato nocivo para el bebé. Mientras dura su efecto, retiene los pesticidas y el cloro, el cobre y el plomo presentes en el agua. Pero si ya no funciona bien, deja de filtrar las sustancias nocivas. Debe sustituirse en función de su uso y duración. Pero como es impredecible una elevada cantidad de gérmenes en el agua, en la alimentación del bebé lo aconsejable es abstenerse de utilizar agua filtrada.

## Problema: la caries

Además de las infusiones, también la leche y los zumos pueden resultar perjudiciales para los dientes del bebé si los toma de manera continuada. Durante esta etapa el niño ingiere muchísimo líquido y sustancias minerales, lo que conlleva un enorme esfuerzo para sus pequeños riñones. Los dentistas han llegado a descubrir daños en los dientes de los niños, debido a la ingesta de agua pura: con tan sólo chupar la tetina del biberón, puede eliminarse la capa protectora de saliva en los dientes de leche y, como consecuencia, el esmalte dental ser atacado sin que concurra la presencia de azúcar. Por lo tanto, más vale darle el chupete que dejarle chupar la tetina del biberón.

## Piel irritada

Compruebe primero si la irritación se debe a los pañales desechables, a la presencia de detergente en los pañales de tela, a los jabones o a alguna crema en particular:

• Si le da el pecho a su hijo, algunas sustancias que componen su alimentación pueden pasar a la leche e irritar la delicada piel del bebé a través de las deposiciones que haga. Retire momentáneamente la fruta y las verduras de la alimentación, de alto contenido en ácidos.

Dé preferencia a la verdura ocida, compota o fruta de abor suave, como la manzana, la pera o el melón. Si asada una semana este ambio no produce ningún fecto positivo, tendrá que eguir probando con otros limentos. Asimismo, excluya quellos productos que a sted misma le causen irritaión. Entre los productos que menudo tienen un efecto xtremadamente irritante se ncuentran: las nueces, los ondimentos, el chocolate, os zumos o algunos conserantes y estabilizantes de roductos elaborados.

• Si le da el biberón a su ebé, la causa puede estar n este tipo de alimentación. unque por regla general los roductos "para preparar" uelen ser muy poco irritanes, la preparación de la eche en casa sólo debería ealizarse con fécula, azúcar glucosa y aceite de germen prensado en caliente). Todos llos en estado puro.

También los zumos pueden er la causa de que su hijo enga la piel irritada. Para erciorarse, haga zumos suaes de manzana, pase uvas or un tamiz o lícuelos en la lla exprés.

### Si el niño se desarrolla bien, ¿da igual que vomite?

Si su hijo aumenta con normalidad de peso y parece estar contento, no tiene por qué preocuparle el que vomite alguna vez durante las comidas. Sin embargo, si vomita con más frecuencia de lo habitual y no aumenta de peso, tendrá que llevarlo al pediatra.

• Si es a causa de una infección, la mayoría de las veces las deposiciones mostrarán un cambio mórbido. En este caso, deberá actuar exactamente igual que cuando su hijo tiene diarrea (página 58): siga dándole el pecho o suprima las infusiones.

• Quizá el hambre haga que su bebé tome la leche tan deprisa que, con ella, trague un exceso de aire. Y al expulsar luego el aire, también vomite la leche. Procure que el niño eructe con más frecuencia e intente darle pequeñas cantidades de comida en varias tomas. Eventualmente, el pediatra le podrá prescribir un medicamento para los "gases" del bebé.

• Los vómitos de su hijo, también pueden ser síntoma de una reacción alérgica. Si alimenta al bebé con leche materna, en ningún caso puede ser esta la causa. Pero si toma el biberón, debería sustituir su leche adaptada por una leche hipoalergénica durante algún tiempo y observar el efecto que produce. En el caso de los bebés

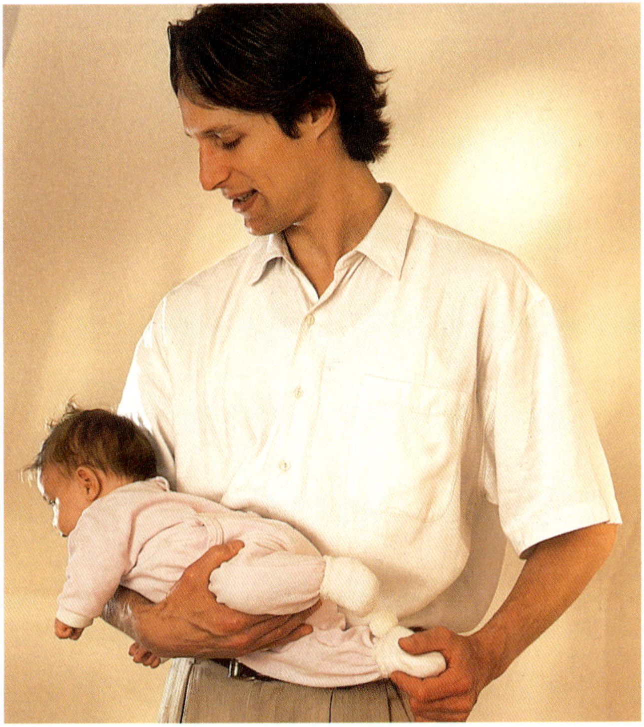

**Alivie los dolores de vientre de su bebé tomándole en brazos y, poniéndole boca abajo (posición "del aviador"), acúnele para que relaje su barriguita en esta posición.**

que se alimentan con papillas o potitos, lo único realmente útil es probar con diversos productos alimenticios.
• Por supuesto, también hay niños que vomitan por aburrimiento. Entonces se les debe cantar o, simplemente, jugar con ellos.

## Dolores de vientre

• Si le da el pecho al niño, evite todas las comidas que le puedan producir flato y las estimulantes.
• Contra el dolor de vientre a veces es bueno una infusión de hinojo con unas gotas de carminativo; o, incluso, un masaje suave en el vientre con aceite de hinojo.
• El flato también se puede eliminar acunándole.
• Un cambio de leche en la alimentación, puede producir malestar en el vientre. Si es posible, durante los seis primeros meses mantenga la misma alimentación láctea.
• Los dolores de vientre pueden estar motivados por una reacción alérgica en el bebé (páginas 56 y 57). Asimismo, la causa de los temidos cólicos de los tres primeros meses tiene su origen en la inmadurez del sistema digestivo. Quizá se deba a las tensiones que percibe en su entorno; o, simplemente, a que no se siente bien.

## Prepararación de la leche del bebé en casa

El bebé aún no tolera "tomar" leche de vaca pura. Pero en casa se puede preparar la leche, es decir, una leche de vaca diluida y a la que se añade fécula, azúcar y aceite. No obstante, esto presenta algunos inconvenientes:
• La dosificación correcta, en cantidades tan pequeñas, es difícil de conseguir en casa.
• Para obtener una leche homogénea, es preciso batirla con una batidora eléctrica para que la grasa se reparta por un igual.
• Los ingredientes han de ser frescos y, al igual que los utensilios, tienen que estar totalmente esterilizados.
• Esta leche carece de las vitaminas necesarias, por lo que a partir de la sexta semana hay que dar al bebé zumo de zanahoria (vitamina A) con una cuchara; y, a partir del segundo mes, zumo de naranja (vitamina C). Comience a darle de comer papilla, puede ir aumentando poco a poco la cantidad hasta llegar a las 6-8 cucharadas al día.
• Los niños en cuya familia existan antecedentes alérgicos entre sus miembros, tanto la leche de vaca como una alimentación complementaria temprana aumentan el peligro de una sensibilización precoz. Pero si nadie en la familia es alérgico y quiere preparar cada biberón en el momento de su utilización, debería tener en cuenta todo lo que le hemos dicho en esta misma página. Para facilitar el trabajo, la primera vez puede pesar las cantidades exactas en una báscula de cocina y, luego, calcular el número de cucharadas que "hacen" el peso fijado. A partir de entonces podrá dosificar los copos, el azúcar y el aceite con la cuchara que ha "contrastado" previamente y que le servirá de medida.

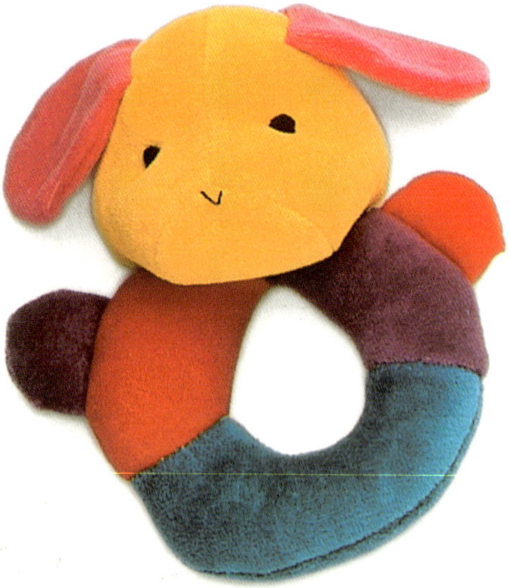

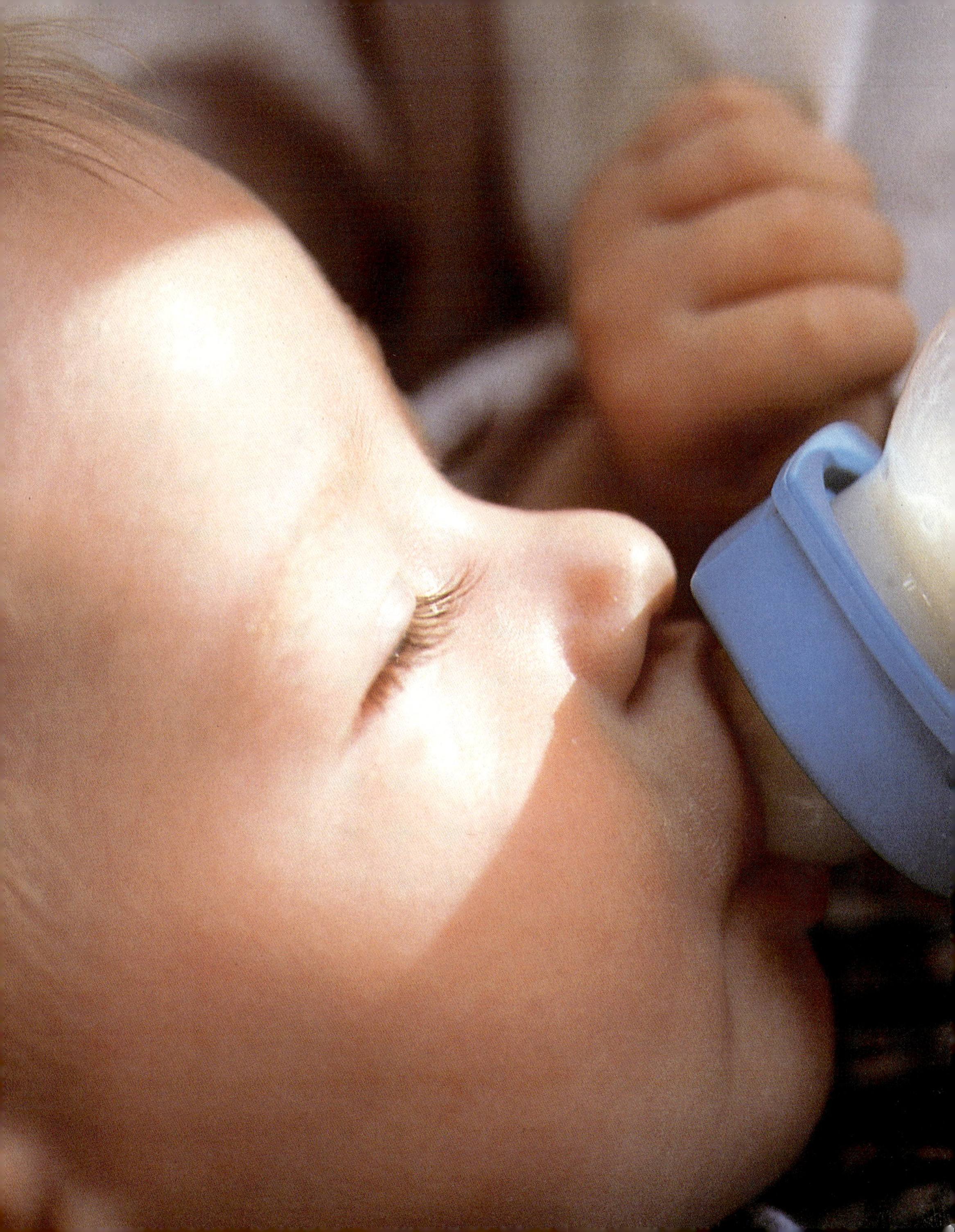

# Del quinto al noveno mes

Para su desarrollo, hasta ahora su hijo no ha necesitado más que leche. Pero llegará un día, entre el cuarto y el sexto mes, que la leche ya no será suficiente y tendrá que darle su primera "alimentación adicional". Además de la leche, esta expresión sirve para designar todos aquellos productos que se incluyen en esta alimentación. Para cubrir las incipientes necesidades de hierro del niño, los pediatras recomiendan darle la primera papilla a finales del cuarto mes. Si le da el pecho, no hace falta tomárselo al pie de la letra. Tenga en cuenta el apetito de su hijo: si aumenta, además de leche debería darle papillas. Esto puede ocurrir incluso en el transcurso del quinto o del sexto mes. Las indicaciones que aquí se hacen no significa que sea obligatorio darle de comer la papilla correspondiente en un momento determinado, sino simplemente que se le puede dar de comer esa papilla en cuestión. Si hasta ahora venía dando a su bebé exclusivamente el pecho, ya no es necesario recurrir a una alimentación de leche maternizada para destetarlo poco a poco.

El esquema de la página 3, muestra el ritmo que debe seguirse para incorporar las papillas a las comidas: cada mes se sustituye una comida de biberón por una papilla. Debido a las necesidades de hierro, se debería empezar dándole la papilla de verdura con carne. Se continúa luego con la papilla de leche en la cena, que no es más que la leche del biberón preparada con mayor concentración para que su hijo duerma sin despertarse durante toda la noche. Finalmente, el biberón de la tarde se sustituye por una papilla de cereales y fruta. Después de pasados cuatro meses, todas las comidas habrán cambiado a excepción del biberón de leche habitual de las mañanas. Esto requiere un período de adaptación, tanto para la madre como para el niño.

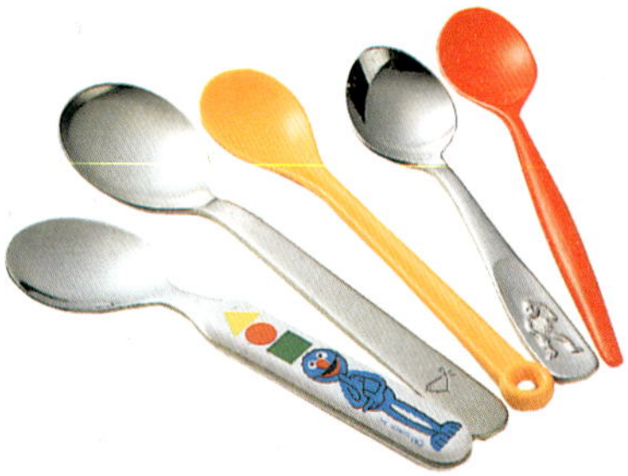

## Dar de comer con la cuchara

asta el final del cuarto mes, o debería intentar dar de omer a su bebé con la uchara. Su hijo aún no es apaz de combinar las funiones de tragar y de mastiar, pues de momento sólo ene el "reflejo" de mamar. demás, la cuchara le puede roducir un rechazo que tal ez le dure mucho tiempo. uando comience a introdur el zumo en la dieta, añáalo al biberón de leche o de en cada toma. Si al niño ún no le gusta, ponga la antidad de zumo preciso en na jeringuilla desechable, n aguja –por supuesto–, y cheselo en la cavidad bucal, ota a gota, apoyándola en comisura de los labios. En uanto haya tomado algo de umo, déle enseguida el iberón para que no escupa que ha tomado. Proceda e la misma manera cuando trate de administrarle gún medicamento.
le da el pecho, el preparao vitamínico de vitamina D flúor debería diluirlo en un oco de agua caliente o en che materna extraída del echo. Sin embargo, tenga cuenta que a partir del uinto o sexto mes debería mpezar a darle de comer on la cuchara:
Procure usar una cuchara cta, muy estrecha y plana. sto facilitará que el niño

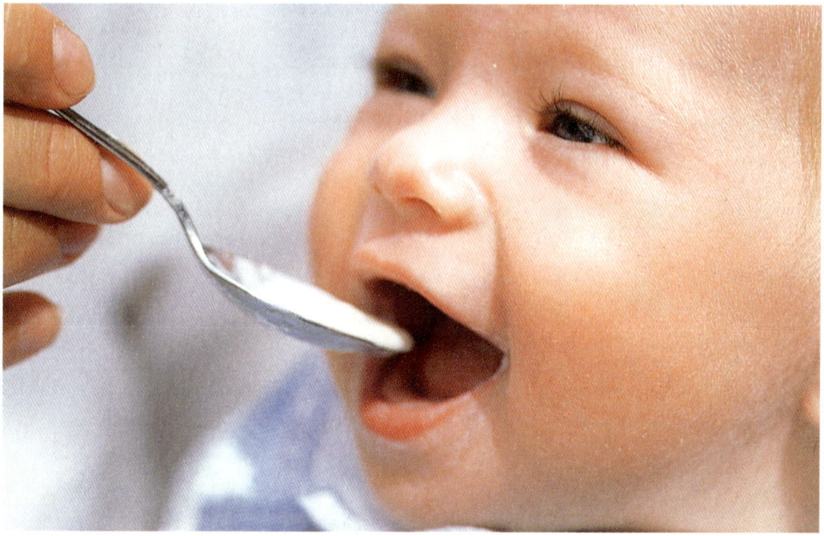

**Para que le recuerde a la leche materna y así su bebé acepte con normalidad su "nueva" comida, intente darle al principio papillas un poco dulces.**

chupe primero la papilla y le resulte más fácil comer después.

- Empiece dándole, durante la toma del biberón, 1 o 2 cucharadas. Aunque tenga mucha hambre, un bebé sólo acepta la cuchara si antes ha tomado algo de leche. Sin embargo, debe continuar con hambre para que admita de buen grado la cuchara.
- Además del sabor, al niño también le resulta extraña la consistencia de la comida. Si rechaza el puré de zanahoria o el de plátano, intente darle zumo. Por pura lógica, las comidas que se le den al principio deberían semejar a la leche materna y ser siempre un poco dulces.
- En los primeros intentos de darle de comer con la cuchara, la paciencia y la calma son requisitos imprescindibles para que todo funcione como le gustaría. El desarrollo de esta práctica, lleva consigo los desarrollos de otras muchas.

## Lo que su hijo tolera ahora

A partir del cuarto mes, puede sustituir los copos de arroz por copos integrales. Esto tiene como objetivo aumentar el contenido en vitaminas del grupo B, proteínas vegetales y fibra en la alimentación láctea. Para llevar a cabo los primeros intentos de darle de comer con la cuchara, debería optar por preparar purés de zanahoria o de plátano. Mientras las cantidades que tome el niño aún sean pequeñas, déle tarros o potitos pequeños de zanahorias tempranas. De este modo, puede estar segura que el contenido en nitratos (página 60) se sitúa por debajo de los valores límite que tolera a esta edad; además, le evitará tener que cocer y preparar en casa las cantidades –poco prácticas, por lo extremadamente pequeñas– que se precisan. Una vez abierto, el tarro puede conservarse en el frigorífico durante un día. Nada más que su bebé tome

–aproximadamente– 100 g de papilla, debería comenzar a darle la "primera papilla de verdura" que, incluso, puede preparar usted misma en casa (página 24). En este momento su hijo ya tolera la verdura en su alimentación, como el colinabo, el hinojo, la lechuga y las espinacas. Y, a partir del sexto mes, puede darle también leche entera fresca y cereales integrales molidos.

## Enséñele a comer bien

¡Las reglas para aprender a comer bien, son muy importantes! En el transcurso de su primer año de vida, su hijo pasa –en todos los aspectos– por un desarrollo rapidísimo. Es en esta época cuando se sientan la bases de su comportamiento alimentario.

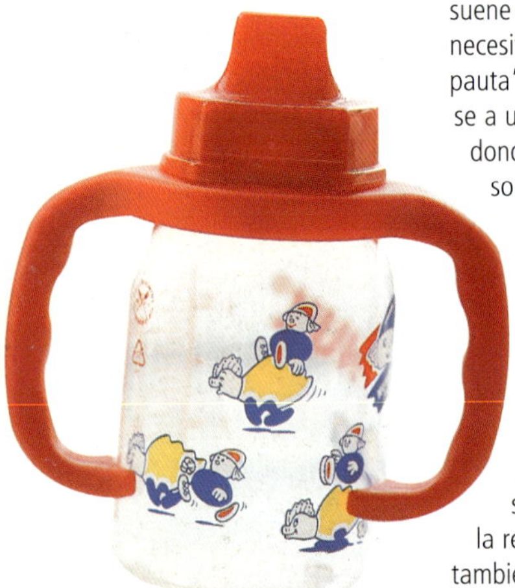

Este proceso de aprendizaje se da ya durante los primeros meses de vida: guiado por su reflejo innato, el bebé comienza a mamar. La madre le da el pecho, y le facilita instrucciones y ocasión para aprender. Y ello no inhibe las aptitudes naturales presentes; sin embargo, hay que fomentarlas y formarlas. Si esta "connivencia" natural entre madre e hijo no funciona, fácilmente pueden producirse trastornos del comportamiento alimenticio. Sin embargo, la relación emocional sólo es un aspecto más presente en las "tomas". La otra cara de la moneda de la alimentación está formada –simplemente– por pura técnica, reglas, costumbres y modales. Aspectos todos ellos que también son importantes, ya que comer es todo un rito social que une a familias y a personas. Aunque suene reiterativo, su hijo necesita que le "marquen la pauta". Tiene que enfrentarse a un mundo confuso, donde, además de las personas cercanas que le atienden –y con las que mantiene una relación estable–, necesita rodearse de un entorno que rezume tranquilidad por todos lados. Las jornadas planeadas y sin sobresaltos, favorecen la relajación del bebé y, también, significan un gran alivio para usted.

## La alimentación nocturna del bebé

La toma nocturna tan sólo se la debería dar al niño durante los primeros tres o cuatro meses. Lo más tarde, si el desarrollo del bebé es el adecuado y aumenta de peso con normalidad, se puede suprimir esta toma a partir del cuarto o del quinto mes:

- Si el niño llora con frecuencia al retirarle la toma, basta con darle una infusión sin azúcar durante algunas noches. Manténgase alejada y deje que se encargue su pareja de esta labor.
- Antes, intente calmar al niño con el chupete.
- Sustituya la leche de la cena por una papilla de leche (página 30) dispuesta en el biberón. Ésta evitará que tenga hambre durante más tiempo y dormirá mejor.
- Procure dar a su bebé todas las comidas durante el día, despertándolo si fuera necesario. Si no lo hace así, puede que se pase el día durmiendo y que por la noche el hambre haga que se despierte.
- Para que duerma mejor, póngale en su camita una bolsa de agua caliente (no demasiado caliente).
- Un baño antes de acostarle, le relajará y le hará conciliar el sueño. Procure que la jornada del bebé termine tranquilamente, es decir, evite actitudes como darle de comer delante del televisor.

## El bebé y la comida vegetariana

La comida estrictamente vegetariana es aquélla que prescinde de todos los productos alimenticios de origer animal, es decir, la carne, el pescado, los productos lácteos y los huevos. Entre los sucedáneos de la leche, este tipo de alimentación incluye la leche de soja, la de almendra o los cereales frescos. Durante los primeros meses de vida, este tipo de comida supone un excesivo esfuerzo para el aparato digestivo del niño. Se producen carencias esenciales de determinados aminoácidos que sólo están presentes en las proteínas de origen animal y, también, otras muy importantes de vitaminas D, $B_2$ y $B_{12}$ con lo que puede terminar padeciendo anemia o enfermar d raquitismo. Sin embargo, la alimentación industrial a base de leche de soja alimenta muy bien al bebé. Si se le procura una alimentación láctea –dándole el biberón o el pecho– y sólo se elimina de la dieta la carne y las yemas de huevo, lo únicc que podrá faltarle es hierro. Hasta la fecha, aún no existen pruebas fehacientes de que la carencia de hierro pueda provocar consecuencias negativas en el desarrollo. Sin embargo, tratándose de niños es preciso procurarles una alimentación particularmente equilibrada.

### La alimentación integral

l aspecto natural es esencial n la alimentación de tipo ntegral. La mitad de las caloas que se aportan al orgaismo, debería hacerse "en rudo". Naturalmente, la eche materna supone una limentación integral para el ebé. Si por cualquier causa o se le puede dar al niño eche materna durante los rimeros meses de vida, las xigencias que requiere una limentación integral no se odrán cumplir totalmente: El estómago sensible y en eríodo de desarrollo del iño, no tolera durante los iez primeros meses cereales rudos, ni leche fresca recién rdeñada, ni pasteurizada, ni omogeneizada. Tampoco, erdura cruda.

A partir del 5º mes, ya uede ofrecer a su hijo umos de frutas y de verduas, leche infantil, copos interales –dándoles previamen- un hervor– o fruta y veruras blandas de sabor uave. Sin embargo, hay que etrasar como mínimo hasta 8º mes incorporar a su ieta miel y aceites vírgenes.

Cada vez que cambie la limentación de su hijo, bserve sus reacciones atenamente. Si observa que le uele la barriga o sufre trasornos disgestivos, tendrá ue volver –por el momen- a la alimentación inicial ue le venía dando.

### Prevención de carencias alimentarias

- Durante los seis primeros meses, la preferencia exclusiva en favor de la leche resulta realmente apropiada tanto para la madre como para el hijo. Pero cuando con el tiempo se puede elegir entre varios tipos de comida, a menudo la elección no resulta fácil. Según investigaciones, las preferencias se suelen combinar alternando unas con otras. Sin embargo, dos de cada tres niños no comen fruta ni verdura y sólo se alimentan de zumo, patatas fritas y dulces. Observe atentamente si su hijo se decanta en este sentido.
- Si su hijo rechaza una comida determinada, no insista en que se la coma a la fuerza. Por otra parte, tampoco debería consentir que se salga siempre con la suya. Ofrézcale, las veces que sea preciso, diversas variedades de frutas y verduras. ¡A los bebés les gustan los colores llamativos! Y la fruta y la verdura contienen muchas vitaminas hidrosolubles y, también, minerales. Al mismo tiempo, proporcionan fibra y rebajan la concentración de la alimentación, es decir, la hacen menos calórica. Si fuese necesario, la fruta se puede sustituir por verdura. La ingesta de 150-200 g de verdura y fruta excluye, por completo, cualquier carencia vitamínica.
- Las patatas no pueden sustituirse, por lo que deberían comerse al menos tres veces al día.
- Tampoco se puede sustituir la leche. Sobre la importancia de este alimento, puede informarse en los capítulos referentes a la edad del bebé. A punto de cumplir el año de edad, algunos niños rechazan la leche. Intente sustituirla por yogur o kéfir, pero en este caso asegúrese de que este sucedáneo contenga un 3,5% de materia grasa y el azúcar justo.

**Las papillas de fruta y verduras son absolutamente necesarias para el desarrollo del bebé. Tómese el tiempo preciso para dárselas con tranquilidad.**

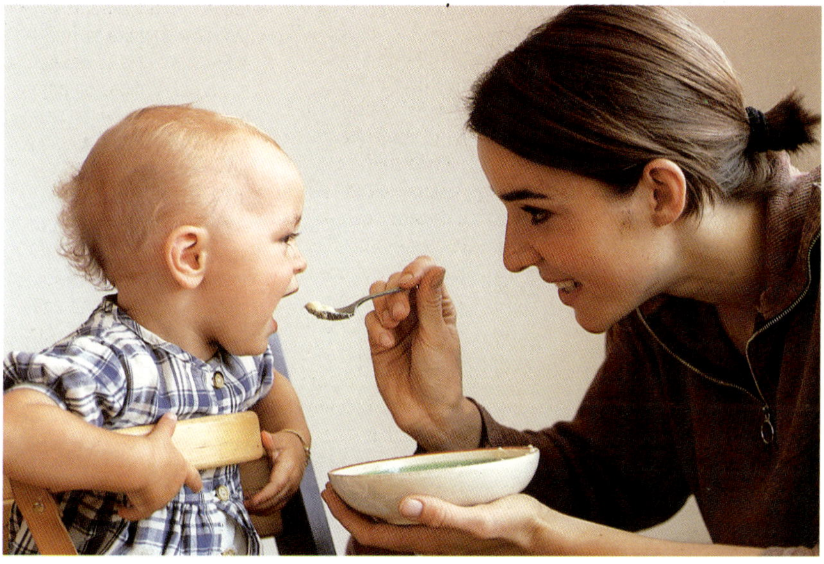

### Mediodía: primera papilla de verduras

Con la toma de la leche del mediodía, puede comenzar dando primero a su bebé una cucharada de puré de zanahoria y, después, varias más. En el transcurso de una o dos semanas, la cantidad de puré se habrá incrementando hasta los 100 g de zanahorias; luego, se pueden añadir 50 g de patatas. A partir de este momento, ha llegado el momento de que usted misma prepare la papilla de verdura en casa. Poco a poco irá experimentando hasta preparar su propia papilla de verdura, que le dará poco a poco. Naturalmente, la cantidad de papilla se incrementará en función del apetito de su hijo. Lo importante es que la alimentación le aporte 20 g de carne 4 o 5 veces por semana; y una yema de huevo al menos un día a la semana. Las siguientes recetas de las diversas papillas que aquí se presentan, son de varias porciones que sirven para congelar; posteriormente, se puede comprobar que el trabajo ha merecido la pena. ¡La primera receta, sirve para conservar la comida durante un mes entero! En caso de cantidades tan grandes, lo recomendable es utilizar una olla exprés para reducir así el tiempo de cocción.

# Papilla de verdura

- Para tomar con cuchara
- Receta básica

**Para una porción, a partir del quinto mes:**

**1 patata de 50 g**
**100 g de zanahorias**
**20 g de carne picada (cordero, vaca, ave, cerdo) o 1 yema de huevo**
**1 cs de mantequilla o de margarina**
**2 o 3 cs de zumo de naranja**

**Tiempo de preparación:**
**25 minutos**

**Aprox. por porción:**
**962 kJ/230 kcal.**
**5 g Pr/15 g Gr/21 g Hc**

**1** Lavar la patata y cocerla -sin pelar- durante 20-25 minutos, hasta que esté en su punto. Lavar las zanahorias, pelarlas y cortarlas en trocitos. Rehogarlas 15 minutos en una olla con la carne y 3 cs de agua. Si fuera necesario, añadir otra cs de agua.

**2** Pelar la patata, cortarla en trozos pequeños y agregarlas al resto. Hacer un puré pasándolo por la batidora y mezclarlo luego con el zumo de naranja.

**3** Si en vez de carne utiliza una yema de huevo, mézclela con todo lo demás -formando un puré- y cueza la papilla.

# Papilla para un mes

- Para conservar
- Económica

**Para 30 porciones, a partir del quinto mes:**

**1 kg de carne de vacuno magro**
**1 ct de semilla de hinojo**
**1,5 kg de patatas**
**3 kg de zanahorias jóvenes**

**Tiempo de preparación:**
**2 horas y 30 minutos**

**Aprox. por porción:**
**594 kJ/142 kcal.**
**7 g Pr/6 g Gr/15 g Hc**

**1** Lavar la carne de vacuno y ponerla en la olla exprés. Echar, aproximadamente, 0,5 l de agua. Agregar las semillas de hinojo, cerrar la olla y ponerla al fuego. Dejarla cocer durante 45 minutos. Retirarla pasado el tiempo y, luego, esperar hasta que disminuya la presión.

**2** Mientras tanto, lavar las patatas y echarlas, sin pelar, en una olla. Cubrirlas con agua, llevarlas a ebullición y cocerlas -a fuego lento- unos 35-40 minutos.

**3** Retirar del caldo la carne cocida y cortarla a continuación en dados de, aproximadamente, 2 cm.

**4** Lavar las zanahorias, limpiarlas, pelarlas y partirlas en trozos gruesos. Añadir la mitad de las zanahorias al caldo de carne, cerrar la olla exprés y cocer todo, aproximadamente durante 6 minutos, al nivel 1. Dejar que baje la presión y retirar las zanahorias con una espumadera. La otra mitad de las zanahorias cocerlas en el caldo de l misma manera.

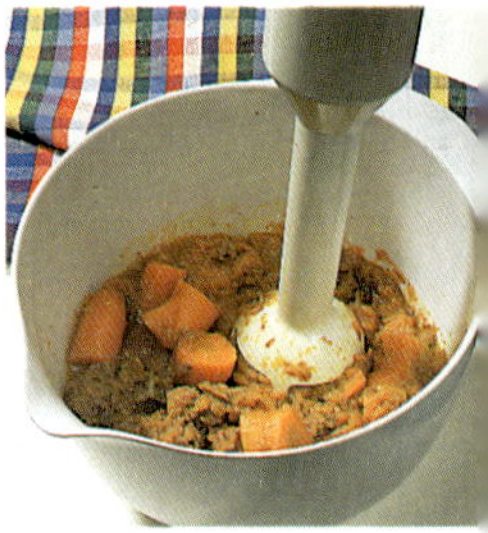

**5** Con la batidora eléctrica, hacer en un recipiente un puré fino con las zanahorias, algo de carne y un cucharón de caldo. Si emplea un robot de cocina, el caldo en vez de incorporarse en este momento se añade después. Sin embargo, el empleo de la batidora eléctrica exige la preparación incorporando abundante líquido.

**6** Pelar las patatas todavía calientes, pasarlas por el pasapurés en pequeñas cantidades cada vez. Procurar n utilizar en la elaboración ningún tipo de batidora, de lo contrario el puré quedaría con grumos y como engrudo

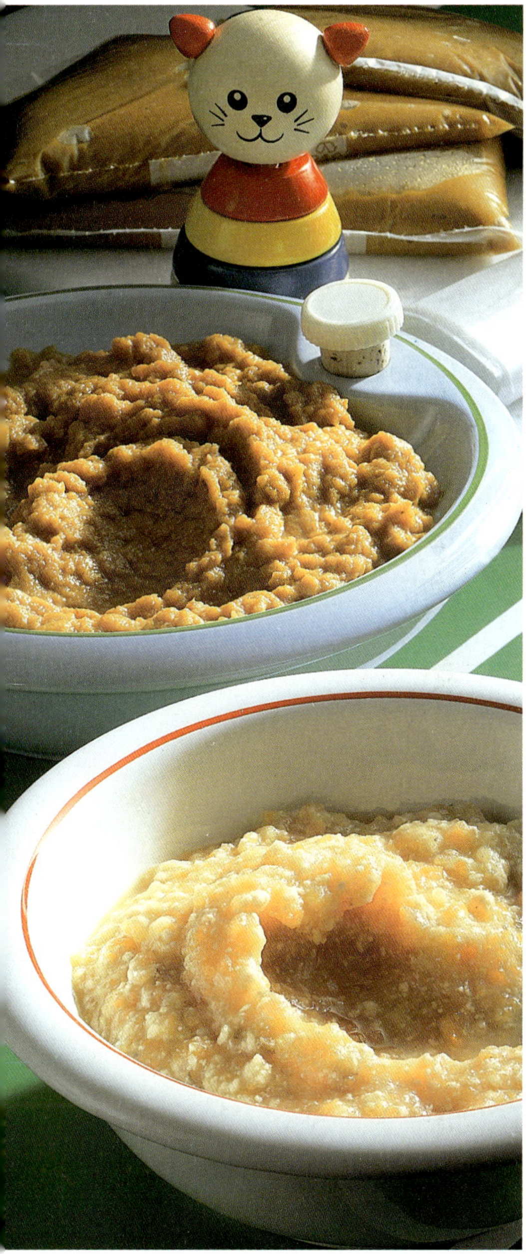

**En la parte superior de la foto: papilla para el bebé de un mes. En la parte inferior: papilla de verdura.**

**7** Mezclar el puré fino de patatas con el puré de carne y de zanahorias.

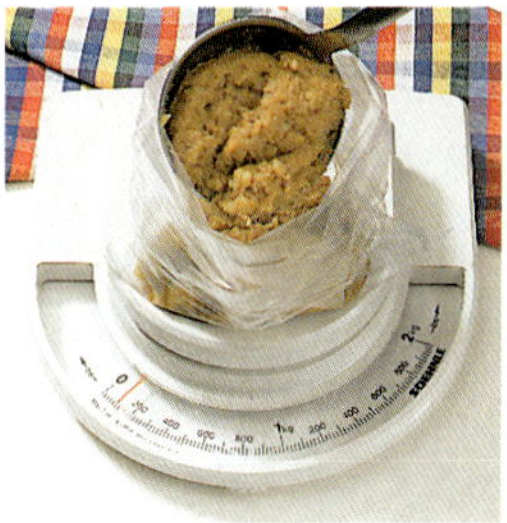

**8** Llenar bolsas de congelar con porciones de 190-220 g -más o menos, según la edad y la cantidad que el niño necesite para su normal desarrollo- y pesarlas.

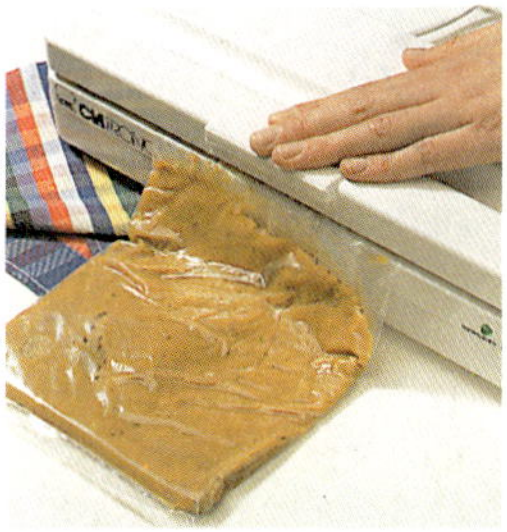

**9** Cerrar las bolsas de congelar al vacío y, luego, congelarlas en el frigorífico. La congelación admite su conservación hasta 2 meses.

## SUGERENCIA

Si realiza la cocción en una olla normal en vez de en una exprés, aumente el tiempo de cocción de la carne hasta 1 hora y 30 minutos y la de las zanahorias a 30 o 40 minutos.

Si dispone de congelador, puede preparar la alimentación del bebé y conservarla después sin ningún problema. Este proceder tiene muchas ventajas:

- Puede comprar los productos frescos para, luego, prepararlos.
- Siempre tendrá a mano comida para el bebé, sin tener que preparar otra distinta cada mediodía.
- Tendrá la seguridad de que cada porción de alimento satisface todas las necesidades de su bebé.
- Podrá aprovecharse de las ofertas alimentarias.
- Las comidas congeladas en bolsas y cerradas al vacío, ocupan poco sitio y siempre se pueden descongelar al baño María.
- Para congelar pequeñas porciones, puede hacerlo en las cubiteras tras colocar los cubitos en unos recipientes herméticos que dejará dentro del frigorífico.
- Si tiene microondas, la comida se puede descongelar en el momento de su preparación. En caso contrario, tendrá que retirar la comida del congelador ya por la mañana para que se descongele con tiempo suficiente.

# Papilla de verdura con pavo

- Rápido
- Para conservar

**Para 4 o 6 porciones, a partir del quinto mes:**

**350 g de tubérculo de hinojo**
**350 g de zanahoria**
**150 g de remolacha roja**
**100 g de pechuga de pavo**
**1 pizca de comino molido**
**5 o 6 cs de mantequilla o aceite**

**Tiempo de preparación:**
**30 minutos**

**Para 6 porciones,**
**Aprox. por porción:**
**682 kJ/163 kcal.**
**5 g Pr/11 g Gr/13 g Hc**

**1** Lavar el hinojo y la remolacha roja. Limpiar el hinojo y cortar el tubérculo en trocitos. Usar las puntas verdes y tiernas de las hojas.

**2** Pelar la remolacha roja y cortarla en daditos. Lavar y pelar las patatas, y cortarlas también en dados.

**3** Cortar la pechuga de pavo en lonchas finas. Hervir la verdura, las patatas, la carne y el comino en 1/4 l de agua; luego, dejar que cueza, a fuego lento -15 minutos- con la olla tapada. Hacer un puré fino con todos los ingredientes. Congelar en porciones.

# Papilla vegetariana de verdura

- Sin gluten
- Rápida

**Para una porción, a partir del quinto mes:**

**100 g de zanahorias**
**20 g de copos de mijo**
**1 yema de huevo pequeña**
**2 cs de zumo de naranja**
**1 ct de mantequilla o de aceite, 1 manzana pequeña**

**Tiempo de preparación:**
**20 minutos**

**Aprox. por porción:**
**950 kJ/227 kcal.**
**5 g Pr/9 g Gr/34 g Hc**

**1** Pelar las zanahorias y cortarlas en trocitos. Llevarlas a ebullición en 150 ml de agua y dejarlas hervir 15 minutos a fuego lento.

**2** Espolvorear los copos de mijo y añadir la yema. Hervir la papilla, removiendo.

**3** Lavar, pelar, limpiar la manzana y cortarla en trozos pequeños. Agregarla a la papilla, junto con el zumo, y pasar todo por la batidora.

**4** Añadir la mantequilla o el aceite y mezclar la papilla. Darle sólo 1 yema a la semana. Si no se pone huevo, se debe aumentar la cantidad de grasa a 1 cs.

# Papilla de zanahorias

- Rápida
- Para conservar

**Para seis porciones, a partir del quinto mes:**

**1 manojo de zanahorias**
**400 g de tubérculos de hinojo**
**400 g de patatas**
**50 g de mantequilla o de margarina, 200 g de nata**

**Tiempo de preparación:**
**35 minutos**

**Aprox. por porción:**
**924 kJ/221 kcal.**
**3 g Pr/15 g Gr/20 g Hc**

**1** Lavar, limpiar y pelar las zanahorias. A continuación, rallarlas grueso.

**2** Lavar, limpiar los tubérculos de hinojo y cortarlos en cuartos. Disponer aparte las hojas verdes y tiernas. Después, cortar los cuartos de hinojo en lonchas finas.

**3** Pelar las patatas y cortarlas en dados gruesos. Derretir la mitad de la grasa en una sartén y rehogar la verdura y las patatas. Añadir la nata y hervir la verdura, a fuego lento, con la olla tapada.

**4** Pasar la verdura por la batidora y hacer puré. Agregar al conjunto el resto de la grasa y, también, las hojas verdes del hinojo.

# Papilla de colinabo

- Elaborada
- Para conservar

**Para seis porciones, a partir del quinto mes:**

**2 colinabos**
**500 g de espinacas**
**300 g de patatas**
**50 g de mantequilla**
**4 yemas de huevo**

**Tiempo de preparación:**
**45 minutos**

**Aprox. por porción:**
**630 kJ/151 kcal.**
**5 g Pr/11 g Gr/11 g Hc**

**1** Pelar y partir en trozos los colinabos. Reservar aparte algunas hojas verdes del colinabo. Lavar y limpiar las espinacas. Pelar y cortar los patatas en forma de dados.

**2** Derretir la mitad de la grasa en una sartén y rehogar los colinabos y las patatas. Añadir 100 ml de agua y dejar cocer el conjunto, unos 15 minutos, con la olla tapada. Lavar las hojas verdes del colinabo y añadirlas a la olla junto con las espinacas; hervir toda la preparación unos 5 o 10 minutos.

**3** Realizar un puré fino con todo ello; luego, agregar el resto de la grasa y las yema Congelar la papilla dividiéndola en porciones. Antes de servirla, darle un hervor.

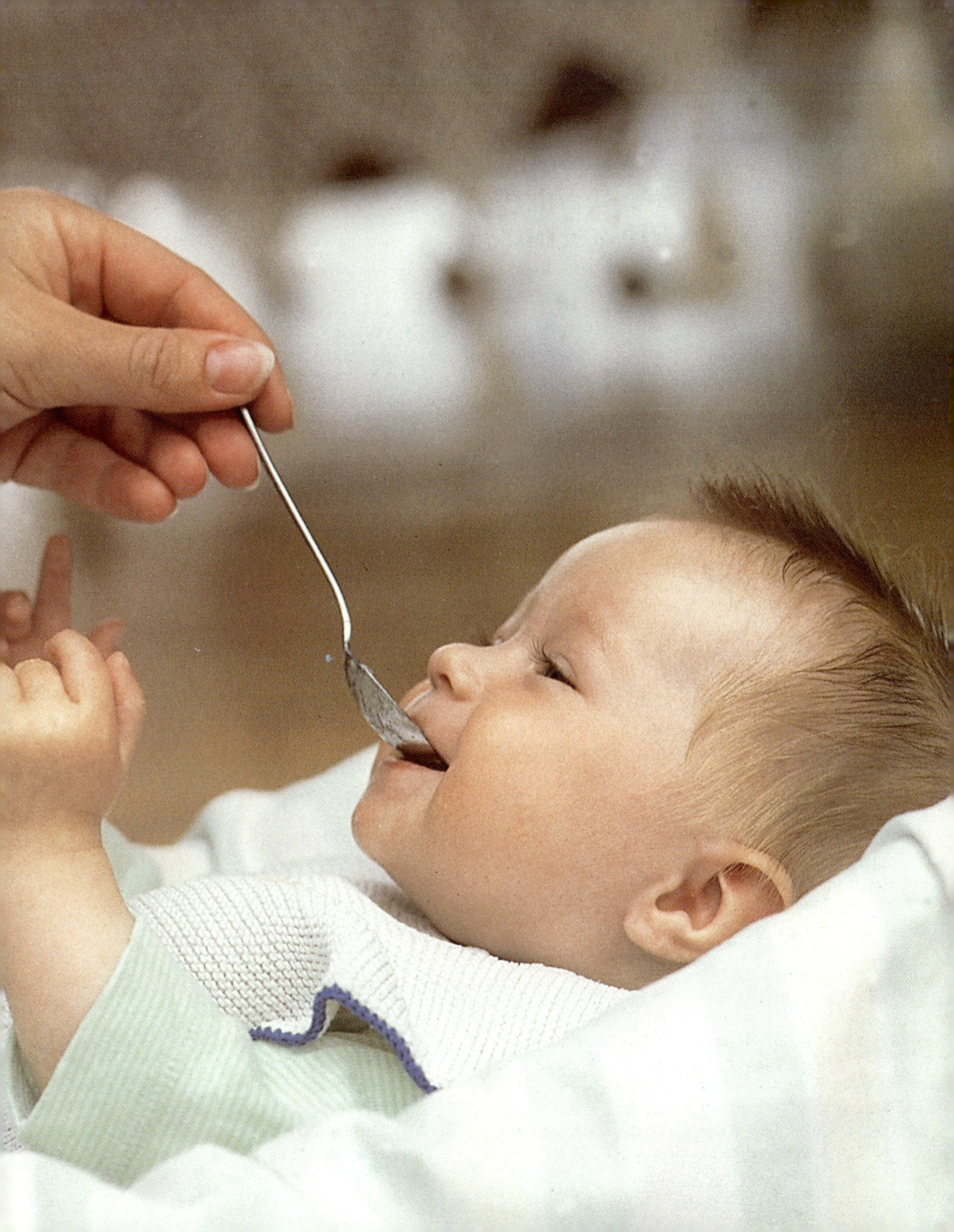

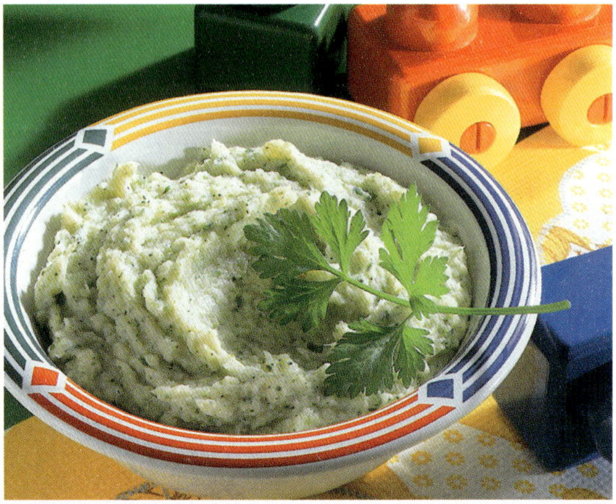

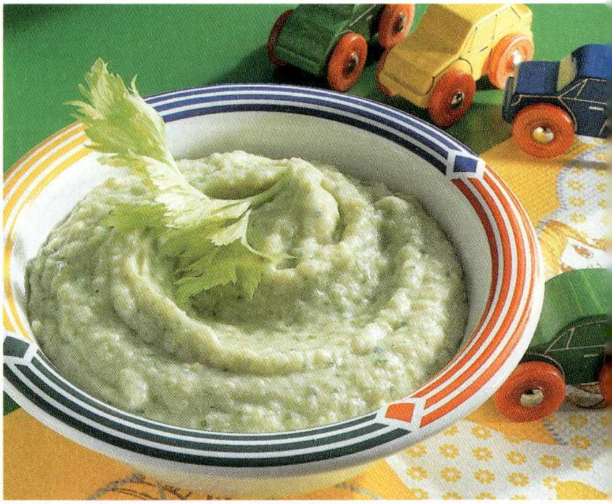

# Papilla de verdura con pescado

- Sin gluten
- Fácil

**Para tres porciones, a partir del octavo mes:**
**250 g de patatas**
**250 g de apio de tubérculo**
**100 g de brécol**
**120 g de bacalao fresco**
**1 ct de zumo de limón**
**30 g de mantequilla**
**1/2 manojo de perejil**

**Tiempo de preparación: 35 minutos**

**Aprox. por porción: 644 kJ/154 kcal. 11 g Pr/9 g Gr/10 g Hc**

**1** Lavar y pelar las patatas; luego, cortarlas en dados. Limpiar el apio y hacerlo dados. Limpiar el brécol, separarlo en rosetas pequeñas, pelar los tallos y partirlos en dados. Lavar el pescado, secarlo, rociar con unas gotas de zumo de limón y cortarlo también en dados.

**2** Calentar la grasa y rehogar en ella la verdura y las patatas. Añadir 200 ml escasos de agua, llevarla a ebullición y cocer todo a fuego lento, 20 minutos con la olla tapada. Incorporar el pescado a los 15 minutos de cocción.

**3** Lavar el perejil, arrancarle las hojas, agregarlo y hacer puré con todo. Congelar en porciones.

### SUGERENCIA

Para los que no les gusta el pescado, se puede preparar el plato con carne de ave que se deja hervir durante todo el tiempo de cocción.

# Papilla de apio

- Sin gluten
- Elaborada

**Para 2 o 3 porciones, a partir del séptimo mes:**
**350 g de patatas**
**400 g de apio de arbusto**
**120 g de pechuga de pollo**
**6 ct de mantequilla o de margarina**
**1 manojo de perejil**

**Tiempo de preparación: 40 minutos**

**Para 3 porciones, Aprox. por porción: 1 025 kJ/245 kcal. 15 g Pr/9 g Gr/30 g Hc**

**1** Lavar las patatas, cocerlas 20-25 minutos sin pelarlas, escurrirles el agua y, por fin, pelarlas. Pasar las patatas, todavía calientes, por el pasapurés.

**2** Limpiar y lavar el apio; a continuación, cortarlo en rodajas de 1 cm de ancho. Trocear la pechuga de pollo en dados pequeños.

**3** Rehogar el apio en 1 ct de grasa, agregarle 1-2 cs de agua y dejarlo cocer 25 minutos, hasta que haya ablandado. Después de 15 minutos, añadir la carne y continuar con la cocción.

**4** Lavar el perejil, incorporar las hojas a la verdura y a la carne y hacer un puré fino con todo ello. Mezclar el puré con las patatas, acompañando el agua necesaria hasta conseguir una papilla jugosa. Fundir el resto de la grasa en la papilla. Congelar formando porciones.

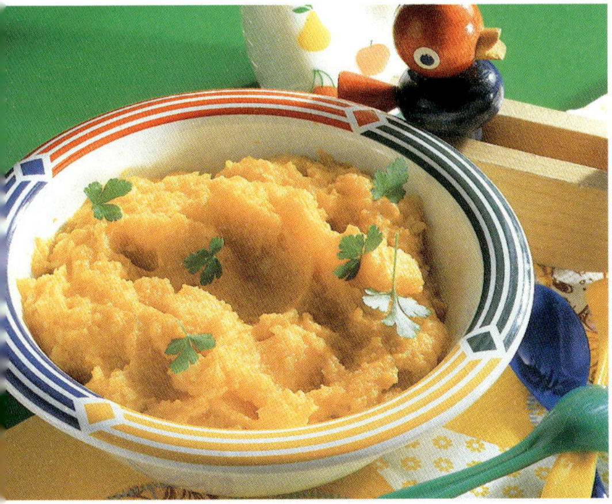

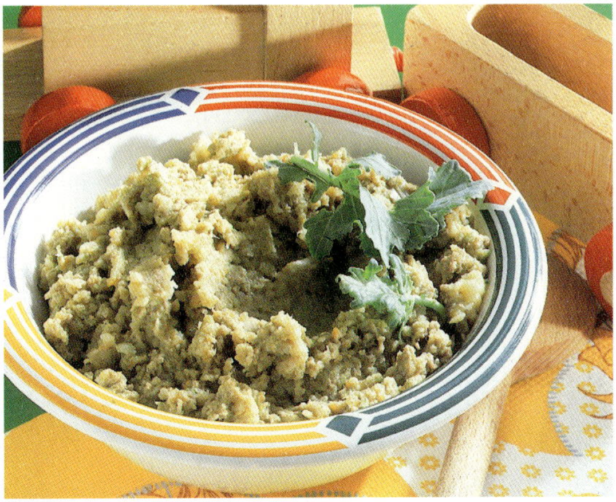

# Papilla de calabaza

- Sin gluten
- Económica

**ara una porción, a partir**
**el séptimo mes:**

**00 g de patatas**
**00 g de calabaza**
**hokkaido» (sugerencia)**
**yema de huevo**
**0 g de mantequilla o**
**le margarina**

**iempo de preparación:**
**0 minutos**

**prox. por porción:**
**025 kJ/245 kcal.**
**g Pr/13 g Gr/23 g Hc**

Lavar las patatas, ponerlas n una olla con poca cantilad de agua y dejarlas que uezan 20-25 minutos sin elar. Pelarlas y pasarlas por l pasapurés, aún calientes.

**2** Limpiar la calabaza, pelarla y cortarla en dados; luego, rehogarla en 1 cs de agua, a fuego medio -durante 10 minutos aproximadamente-, hasta que esté tierna. Añadir la yema de huevo y, a continuación, hacer un puré muy fino con todos los ingredientes del preparado.

**3** Incorporar la grasa y el puré de patata, dejando hervir todo de nuevo.

### SUGERENCIA

La carne color naranja de la calabaza "hokkaido", resulta particularmente aromática. Se puede comprar, sobre todo, en tiendas especializadas en productos biológicos. Una vez calada, la calabaza debería consumirse lo más rápidamente posible.

# Papilla de verdura primaveral

- Para conservar
- Elaborada

**Para ocho porciones, a partir del séptimo mes:**

**500 g de patatas**
**150 g de lomo de vaca**
**1 ct de comino molido**
**50 g de hígado de pavo**
**300 g de colinabo**
**300 g de zanahorias**
**400 g de puerro**

**Tiempo de preparación:**
**45 minutos**

**Aprox. por porción:**
**484 kJ/118 kcal**
**7 g Pr/3 g Gr/16 g Hc**

**1** Lavar las patatas y cocerlas 20-25 minutos. En la olla exprés, cocer el lomo, a fuego lento -unos 30 minutos-, con 1/4 l de agua y el comino. Añadir el hígado, y dejarlo cocer 10 minutos.

**2** Pelar el colinabo y las zanahorias; trocearlos. Cortar en rodajas finas el puerro. Escurrir el agua de las patatas. Retirar la carne del caldo y picarla en trocitos.

**3** Cocer, 3 minutos en la olla exprés -a fuego lento-, las zanahorias y el colinabo con la mitad del caldo. Agregar el puerro y cocerlo 3 minutos. Hacer un puré con la verdura y la carne, añadiendo caldo.

**4** Pelar las patatas, pasarlas por el pasapurés y, luego, mezclarlas con la verdura.

**5** Dividir en porciones y congelar. Cuando se use, se descongela, se le da un hervor y se mezcla con 1cs de aceite de germen o mantequilla.

## Por la noche: papilla de leche

Durante el transcurso del sexto mes, es el momento oportuno para comenzar a acostumbrar al bebé a la segunda papilla: la papilla de leche entera y de cereales. Pero de momento no ha de preocuparse, pues aún no ha llegado el momento de tener que luchar con su hijo para que coma con la cuchara por la noche. Hasta que no tenga que darle una comida mucho más espesa (a partir del décimo mes), puede seguir dando al niño la comida con el biberón. Esto resulta mucho más cómodo, sobre todo por la noche. A pesar de la designación genérica de "papillas", la mayoría de estas recetas correspoden a comidas que se adaptan perfectamente para dar al bebé con el biberón. Sólo hace falta utilizar una tetina especial para papillas, que tiene un agujero mucho más grande. Al elaborar nuestras recetas, hemos tenido en cuenta dos posibilidades. Así, en el caso de que su hijo no tolere la leche de vaca, puede sustituir la cantidad de leche indicada en las recetas por la misma cantidad de agua. Sólo hay que cocer el agua previamente, para luego mezclarla con la dosificación correspondiente de leche en polvo especial para bebés adaptada a su alimentación láctea. En la página siguiente encontrará una receta de este tipo. Las papillas preparadas indicadas para mezclar con leche, son poco recomendables. Las abuelas, que son grandes entendidas en este tema, tienen la convicción de que la papilla de leche entera es la más importante del plan alimentario. Y es que siempre fue así. Sin embargo, el problema del aporte de hierro ha originado algunas preferencias en las comidas. Además, las madres demasiado a menudo dan de comer esta papilla a sus hijos en exceso. La consecuencia inmediata es que los bebés aumentan de peso con demasiada rapidez. No obstante, si su bebé se despierta regularmente por la noche debido al hambre y esto hace que se sienta agotada, podrá darle esta papilla a partir del quinto mes. Si más tarde el niño prefiere tomar la papilla con la cuchara, sólo tiene que agregar menos leche para que resulte más espesa. ¡Pero deje que su hijo tome el resto de la leche con el biberón! Aunque tome la papilla, no olvide que su bebé tiene que beber lo suficiente (página 8). Las infusiones que puede dar al niño desde el primer día, o a partir del primer mes, las encontrará en la página 33.

# Papilla de leche entera y de cereales

- Para el biberón
- Receta básica

La fluidez de esta papilla permite dársela al bebé con el biberón. Para ello, necesita una tetina para papilla que tenga un agujero apropiado en forma de cruz.

**Para una porción, a partir del sexto mes:**

**200 ml de leche entera pasteurizada**
**20 g de copos integrales infantiles**
**1 ct de glucosa**
**3 ct de zumo de naranja recién exprimido**

**Tiempo de preparación: 35 minutos.**

**Aprox. por porción:**
**1 100 kJ/263 kcal.**
**11 g Pr/7 g Gr/26 g Hc**

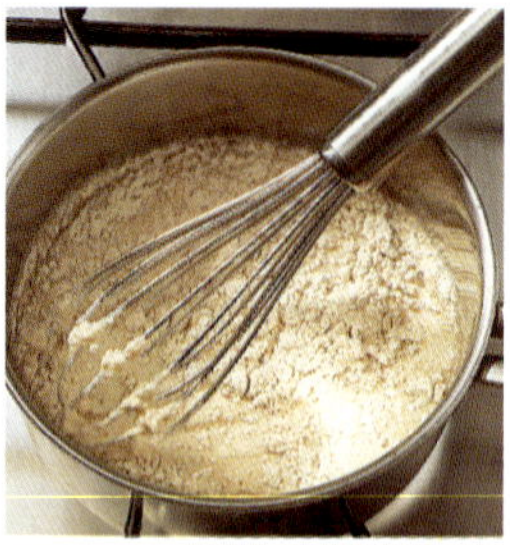

**1** En una olla, mezclar la mitad de la leche con los copos integrales. Llevar a ebullición, removiendo continuamente con las varillas, y mantener la cocción 1-2 minutos según sean los copos. (Algunos hay que incorporarlos en leche caliente removiendo).

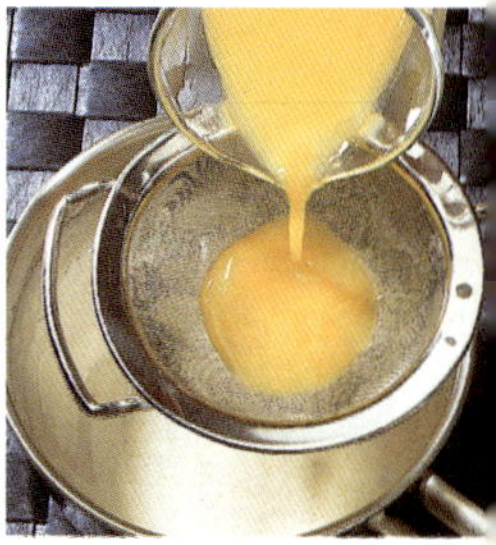

**2** Retirar la olla del fuego e incorporar el azúcar y el resto de la leche. Agregar el zumo de naranja, previamente pasado por un colador, y mezclar todo bien.

**3** Echar la papilla en el biberón y agitar un poco. Cerciorarse de que tiene la temperatura adecuada para tomarla.

> **SUGERENCIA**
> Si el bebé está enfermo, sustituya el zumo de naranja por zumo de uva de venta en herboristerías.

**Papilla de leche entera y de cereales.**

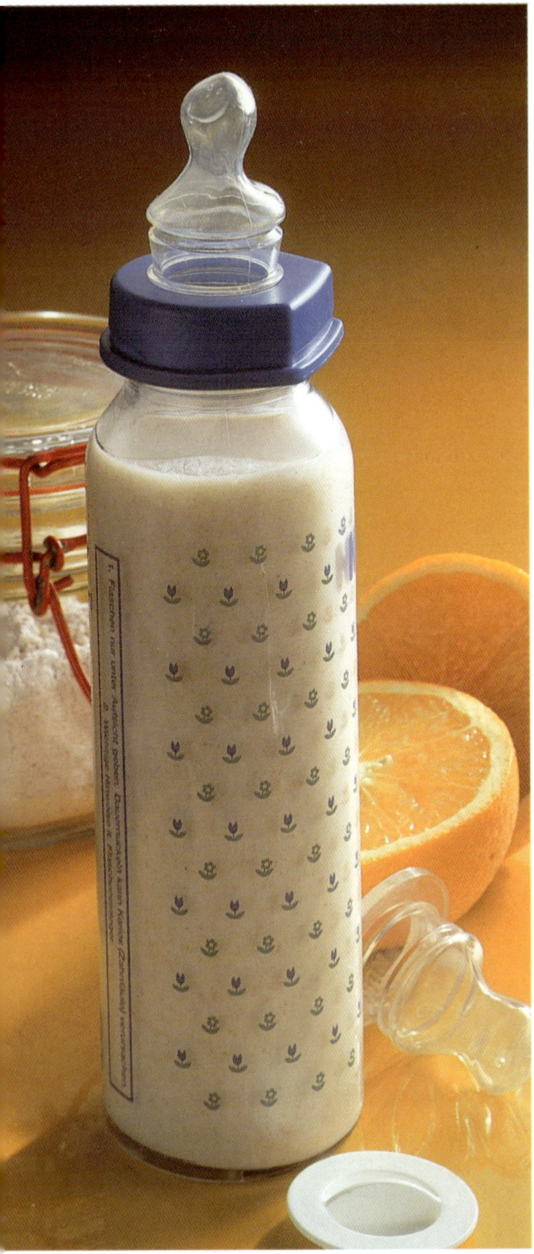

# Papilla de leche y cereales baja en alergenos

- Sencilla
- Para el biberón

Al igual que la receta básica, la fluidez de esta papilla permite su administración con el biberón. Para ello, necesita una tetina para papilla que tenga un agujero apropiado en forma de cruz.

**Para una porción, a partir del quinto mes:**

**20 g de copos de arroz infantil**
**1 ct de azúcar**
**Alimentación hipoalergena para bebés, según las indicaciones del envase**
**3 ct de zumo de zanahoria (producto dietético o producto para bebés)**

**Tiempo de preparación:**
**35 minutos**

**Aprox. por porción:**
**479 kJ/114 kcal.**
**2 g Pr/9 g Gr/23 g Hc**

**1** En una olla, mezclar y llevar a ebullición 100 ml de agua con los copos de arroz. Dejar que cueza 1-2 minutos.

**2** Retirar la olla del fuego, incorporar el azúcar, 100 ml de agua y la leche en polvo. Después, añadir el zumo.

**3** Echar la papilla en el biberón y agitar un poco.

## SUGERENCIA

En vez de zumo de zanahoria, también puede agregar zumo de manzana o de uva. Si tiene la sensación de que su bebé aún no lo tolera, evite agregar cualquier otro tipo de zumo. Recuerde que la alimentación láctea contiene todas las vitaminas necesarias para el correcto desarrollo de su bebé.

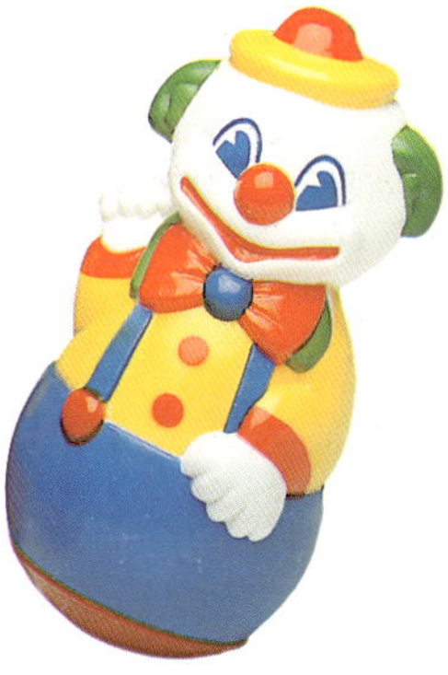

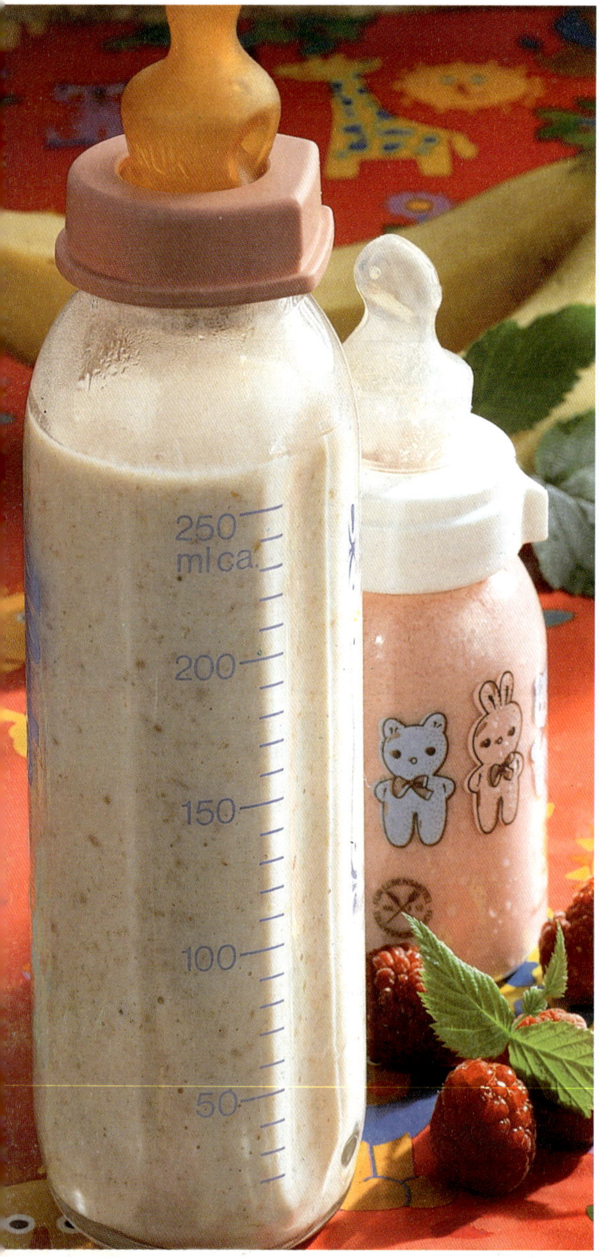


# Arroz con leche y zumo de bayas

- Sin gluten
- Para el biberón

**Para una porción, a partir del sexto mes:**

**3 cs de frambuesas**

**200 ml de leche entera pasteurizada**

**2 cs de papilla de arroz integral**

**Tiempo de preparación:**
**25 minutos**

**Aprox. por porción:**
**958 kJ/229 kcal.**
**8 g Pr/8 g Gr/32 g Hc**

**1** Descongelar las frambuesas y, luego, pasarlas por un tamiz.

**2** Mezclar la mitad de la leche con la papilla de arroz, removiendo. Llevar a ebullición y cocer, a fuego lento -3 minutos-, removiendo hasta que esté en su punto.

**3** Poco a poco, añadir el resto de la leche y el zumo de frambuesa. Echar en el biberón y agitar fuertemente. Comprobar que está a la temperatura adecuada.

**En la parte posterior de la foto: arroz con leche y zumo de bayas. En primer término: papilla integral fresca.**

# Papilla integral fresca

- Rápida
- Para el biberón

**Para una porción, a partir del sexto mes:**

**25 g de cereales (trigo, avena, arroz, espelta, centeno, cebada, mijo)**

**225 ml de leche entera pasteurizada**

**50 g de plátano maduro**

**1 cs de glucosa**

**Tiempo de preparación:**
**15 minutos**

**Aprox. por porción:**
**1 320 kJ/316 kcal.**
**12 g Pr/8 g Gr/36 g Hc**

**1** Moler muy finos los granos de cereales en el molinillo para cereales. (Si se muelen con el molinillo de café, molerlos dos veces).

**2** Mezclar la harina con la leche y, removiendo, llevar a ebullición a fuego medio. Dejar que la papilla hierva de 4 a 5 minutos, a fuego lento, removiéndola.

**3** Hacer puré el plátano, pasándolo por la batidora eléctrica. Luego, incorporar al resto junto con la glucosa.

**4** Dejar que la papilla enfríe algo y echarla en el biberón.

# nfusión ɔara el ɜstómago

- Económica
- Sencilla

**'ara un biberón pequeño, partir del primer día:**

**/2 ct de semilla de hinojo**

**trocito de regaliz farmacia)**

**iempo de preparación:**
**5 minutos**

**prox. por porción:**
**9 kJ /7 kcal**
**g Pr/0 g Gr/1 g Hc**

Machacar un poco el hino-ɔ en un mortero y echarlo, ɹnto con el regaliz, en una ɜrra -preferiblemente de ristal- reservada sólo para l bebé.

Llevar a ebullición 1/8 l de gua (página 16) en una lla, dejarla hervir durante minutos y, luego, verterla n la jarra.

Dejar que la infusión repo-e 10 minutos, colarla y charla en el biberón.

# Infusión tranquilizante

- Económica
- Sencilla

**Para un biberón pequeño, a partir del primer mes:**

**1 ct de manzana seca (herboristería)**

**1 pizca de semillas de anís**

**1/2 ct de hojas secas de melisa**

**1 trocito de regaliz**

**Tiempo de preparación:**
**15 minutos**

**Aprox. por porción:**
**63 kJ/15 kcal.**
**0 g Pr/0 g Gr/3 g Hc**

**1** Cortar la manzana en dados pequeños. Majar las semillas de anís en el mortero y echarlas en la tetera con las hojas de melisa, las manzanas cortadas en dados y el regaliz.

**2** Hervir en una olla 200 ml de agua (página 16), durante 2 minutos, y verterla en la tetera.

**3** Dejar que repose 10 minutos, colar la infusión y pasarla a un biberón pequeño.

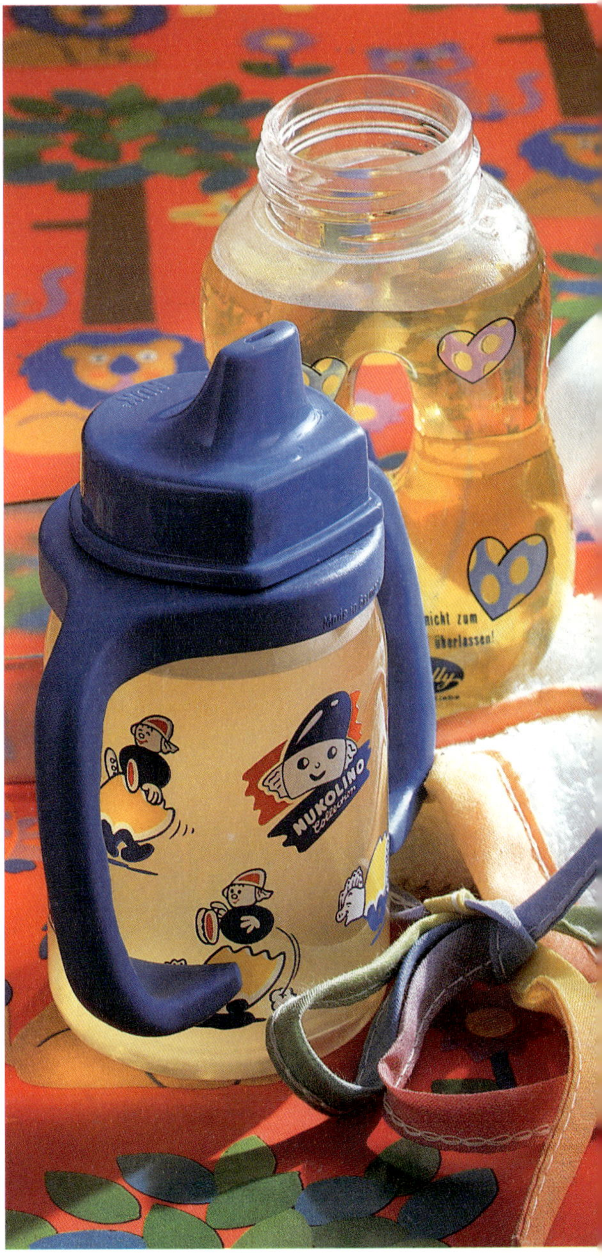


**En la segundo plano de la foto: infusión tranquilizante. En primer término: infusión para el estómago.**

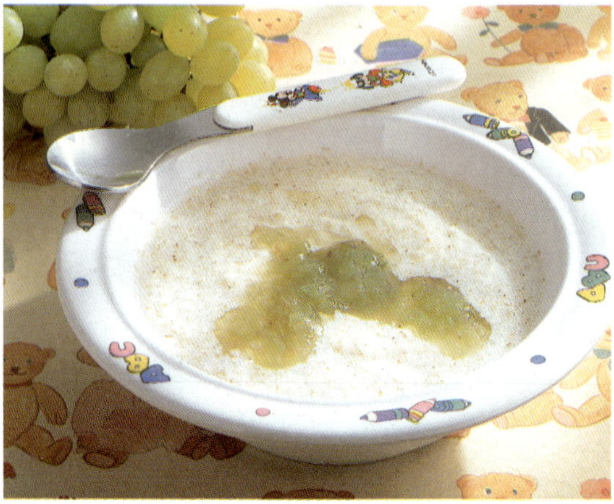

# Papilla de sémola con compota de uva

- Para tomar con cuchara
- Económica

**Para una porción, a partir del séptimo mes:**

**4 o 5 uvas dulces**

**200 ml de leche entera pasteurizada**

**3 cs de sémola integral**

**Tiempo de preparación: 10 minutos**

**Aprox. por porción: 1 046 kJ/250 kcal. 10 g Pr/7 g Gr/37 g Hc**

**1** Lavar las uvas y cortarlas a la mitad. Quitarles la piel y despepitarlas. Picar la pulpa finamente y recoger todo el zumo que suelten las uvas. Reservar.

**2** Calentar la mitad de la leche en una olla, añadir la sémola y hervirla. Dejarla cocer 3 minutos, a fuego lento, sin dejar de remover.

**3** Retirar la olla del fuego y verter su contenido en un bol pequeño, junto con el resto de la leche -poco a poco-, batiendo con las varillas Echar las uvas picadas y el zumo sobre la papilla.

### SUGERENCIA

La papilla de sémola es el clásico alimento de la cena. También se pueden agregar otras compotas de fruta, o zumos de fruta poco dulces. ¡La papilla de sémola es tan rica que no hace falta añadirle nada más!

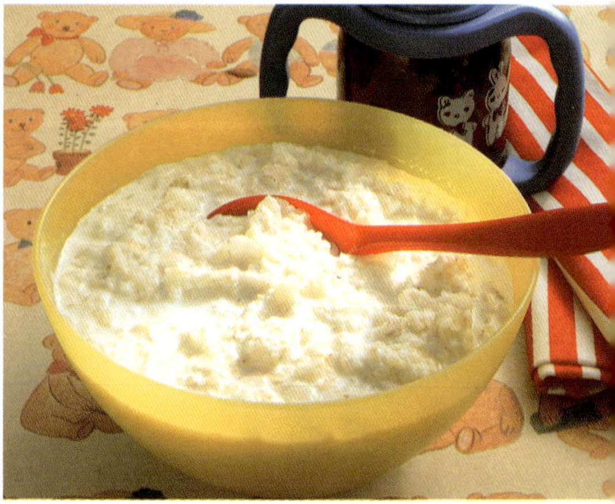

# Papilla baja en alergenos

- Para tomar con cuchara
- Rápida

**Para una porción, a partir del séptimo mes:**

**200 ml de alimentación láctea hipoalergena, ya preparada**

**20 g de copos de arroz integral**

**1 pera pequeña**

**Tiempo de preparación: 10 minutos**

**Aprox. por porción: 975 kJ/233 kcal. 7 g Pr/11 g Gr/34 g Hc**

**1** Removiendo, mezclar en una olla aproximadamente tres cuartas partes de la alimentación láctea con los copos de arroz. Llevar a ebullición y dejar que cueza, a fuego lento -durante 4 minutos-, removiendo.

**2** Lavar bien la pera y pelarla. Rallar finamente la pulpa todo alrededor con un rallador para manzanas hasta que sólo queden el corazón, el tallo y las hojas.

**3** Incorporar a la papilla la pera rallada y el resto de la alimentación láctea. Verter la preparación en un plato.

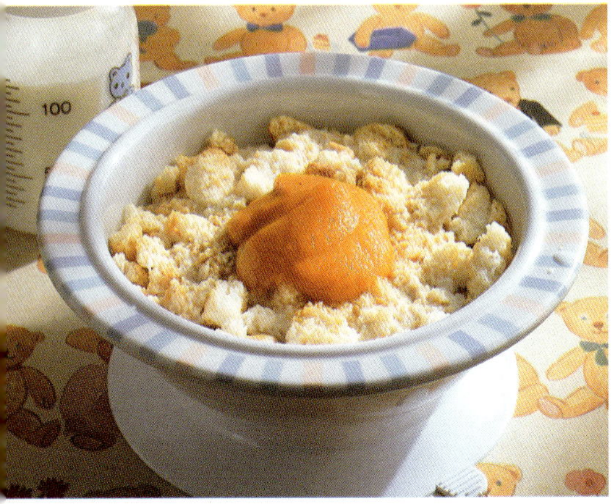


# Bizcocho con zanahorias

- Para tomar con cuchara
- Rápida

**Para una porción, a partir del séptimo mes:**

**200 ml de leche entera pasteurizada**
**3 bizcochos**
**2 cs de puré de zanahoria de tarro**

**Tiempo de preparación: 3 minutos**

**Aprox. por porción:**
**209 kJ/289 kcal.**
**1 g Pr/10 g Gr/39 g Hc**

**1** Calentar la leche en una olla. Si es leche envasada no hace falta hervirla.

**2** Poner los bizcochos sobre una servilleta de tela, tomar la servilleta por las cuatro puntas y enrollarla. Con un mazo, machacar los bizcochos hasta desmenuzarlos en trozos gruesos; luego, echar los trozos en un plato.

**3** Verter la mitad de la leche caliente sobre los bizcochos, dejar que reposen 1 minuto y luego mezclarlos con el puré de zanahoria. El resto de la leche se dejar enfriar un poco y, después, se echa en el biberón para dársela junto con el bizcocho con zanahoria.

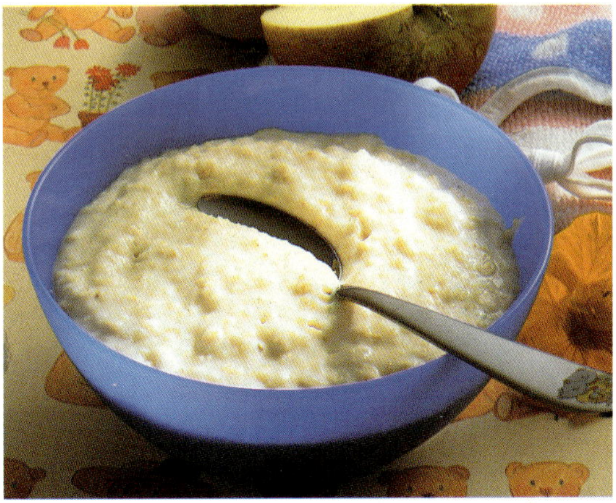

# Papilla de avena con manzana

- Para tomar con cuchara
- Económica

**Para una porción, a partir del séptimo mes:**

**200 ml de leche entera pasteurizada**
**2 cs colmadas de copos de avena extrafinos**
**1 manzana pequeña de sabor suave**

**Tiempo de preparación: 15 minutos**

**Aprox. por porción:**
**1 000 kJ/240 kcal.**
**9 g Pr/9 g Gr/32 g Hc**

**1** Echar la leche y los copos de avena en una olla pequeña y, removiendo, llevar todo a ebullición. Retirar la preparación del fuego pasado 1 minuto, y dejar que repose, con la olla tapada, durante 3 o 4 minutos.

**2** Lavar bien la manzana y pelarla. Rallar finamente la pulpa con un rallador para manzanas, hasta que sólo queden el corazón, el tallo y las hojas.

**3** Incorporar la manzana rallada a la papilla de avena y, después, verterla en un plato para dársela al bebé.

### Por la tarde: papilla de cereales y fruta

Durante el transcurso del séptimo mes, la merienda se sustituye por una papilla de fruta y cereales. Esta papilla se debería preparar con agua, ya que en su segundo año de vida el bebé necesita –aproximadamente– 400 ml de leche entera, que ya toma por la mañana y con la papilla de la cena. El exceso de proteínas y de minerales debido a una mayor cantidad de leche, puede resultar perjudicial para los riñones del niño. Deben evitarse las papillas de fruta instantáneas, que además de la innecesaria leche contienen mucho azúcar y una cantidad insuficiente de fruta. Si utiliza en la alimentación copos instantáneos, asegúrese de que no contienen ningún otro ingrediente ni aditivo. Debido a la importancia de las sustancias que aportan los cereales, esta papilla en ningún caso puede sustituirse por compota pura o yogur de fruta. El yogur suministraría demasiadas proteínas y la fruta sola no proporcionaría suficiente energía. Cuando el bebé vaya a cumplir el primer año de edad, se puede ir sustituyendo, poco a poco, la papilla de la merienda por fruta, yogur, algo de pan o galletas. Pero cerciórese de que el contenido en calorías no sea demasiado alto. Así, debería optar por galletas con poca grasa o productos bajos en calorías. Si el bebé tiene sed, lo mejor es darle una infusión, agua o zumo de fruta mezclado con agua (página 8). Las frutas es preferible elegirlas siempre de entre las propias de la estación, es decir, las indicadas en la receta se pueden variar por las "de temporada". Los niños sensibles también toleran la pera y la manzana con poca acidez, el melocotón pelado y el plátano. Las frutas con hueso (cerezas, ciruelas y ciruelas amarillas) deben rehogarse siempre. Las bayas y los cítricos es mejor añadirlos sin cocer, pues de otra manera pueden hacer enfermar a su hijo. Si la digestión del niño es perezosa, sólo podrá utilizar fruta seca de vez en cuando; especialmente en invierno. Aunque no tenga un aspecto atractivo, escoga fruta seca sin tratar y sin sulfatar. Prepárela cortándola en trozos pequeños, déjela en remojo al menos 1 hora y, finalmente, cuézala con los copos de cereal. La fruta seca tiene menos vitaminas que la fresca, pero a cambio aporta más minerales, fibra y calorías.

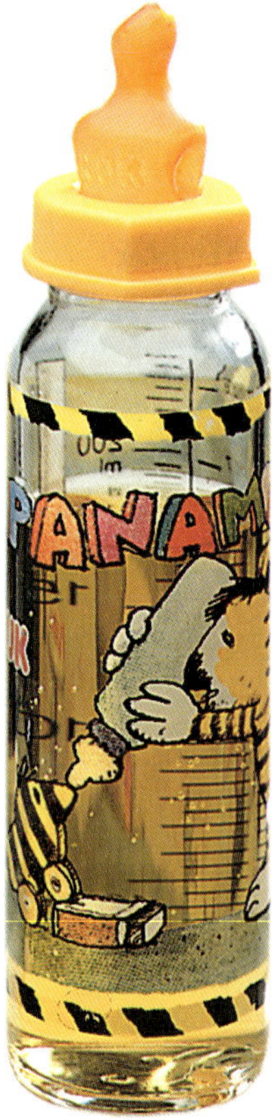

### Propiedades de los copos de cereales

Todos los copos que figuran entre los ingredientes de las recetas de este libro, pueden sustituirse por copos instantáneos neutros. Éstos no precisan cocerse, ya que basta con echarlos en agua caliente y removerlos. Sin embargo, al ser un producto comercial, evite dárselos a su hijo a diario. Compruebe la lista de ingredientes en el envase y adquiera sólo productos sin aditivos. A quien le guste preparar las comidas con productos integrales, debería sopesar la posibilidad de adquirir un aparato para hacer copos. Éstos se obtienen prensando cereales blandos, como por ej. avena, en estos molinillos manuales. Tienen la ventaja de que los copos se hacen frescos, según las necesidades. Como el grano cerrado conserva mejor las vitaminas, se mantiene más fresco que el copo y, por lo tanto, es más apropiado para almacenar. También existen molinillos manuales adaptados especialmente para los niños, que sirven para que ellos mismos se hagan sus copos especiales. Los niños pequeños pueden molerse sus propios copos para el desayuno, lo que además de divertido les despierta el apetito. Asimismo existen en el mercado molinillos de cereales, para quien desee moler personalmente harina con la misión de hacer copos. Pero como es una adquisición muy cara, sólo resulta rentable si el aparato se utiliza regularmente.

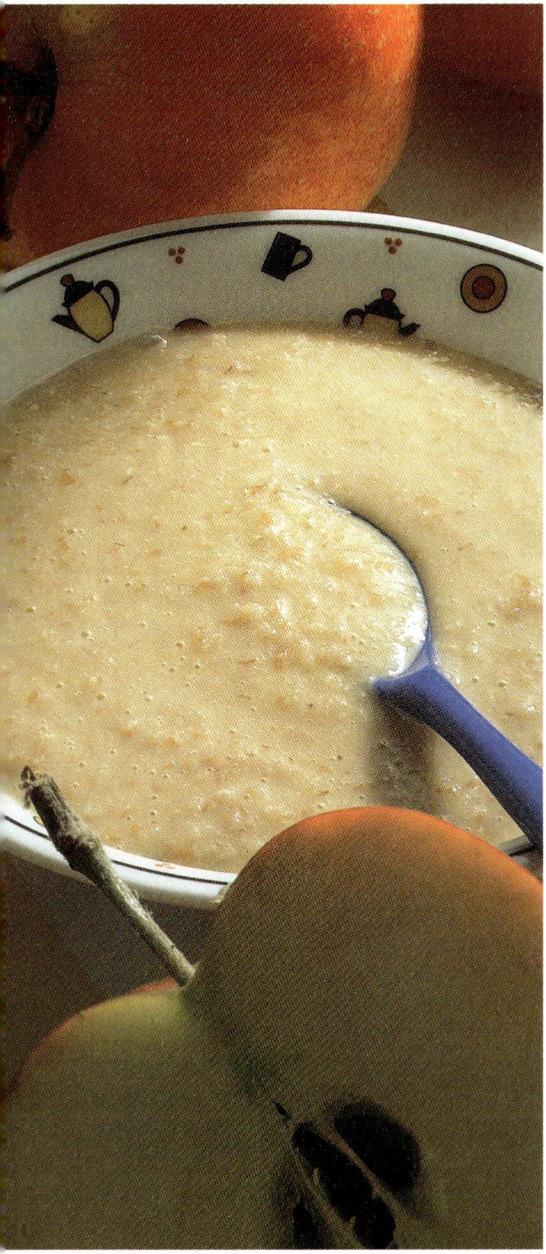

# Papilla de cereales sin leche

- Rápida
- Económica

**Para una porción, a partir del séptimo mes:**

**20 g de copos de trigo**

**100 g de manzana de sabor suave**

**1 cs de mantequilla**

**Tiempo de preparación:**
**10 minutos**

**Aprox. por porción:**
**828 kJ/198 kcal.**
**3 g Pr/13 g Gr/27 g Hc**

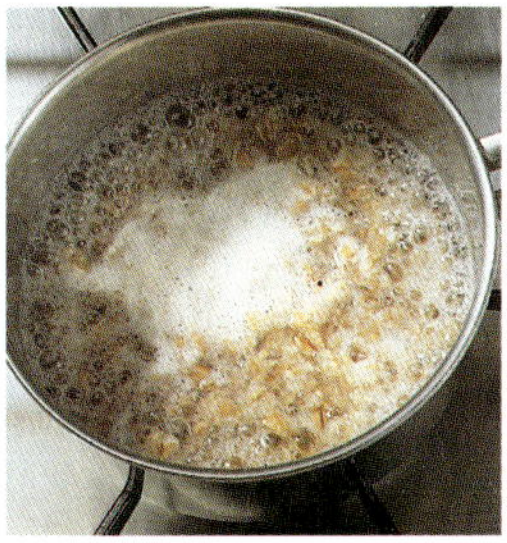

**1** Mezclar en una olla 1/8 l de agua con los copos. Llevar a ebullición y, a fuego lento, dejar que hierva 1-2 minutos; luego, retirarlos del fuego.

**2** Lavar la manzana, pelarla, trocearla en cuatro pedazos y quitarle el corazón. Cortarla en trozos pequeños y echarlos a la olla.

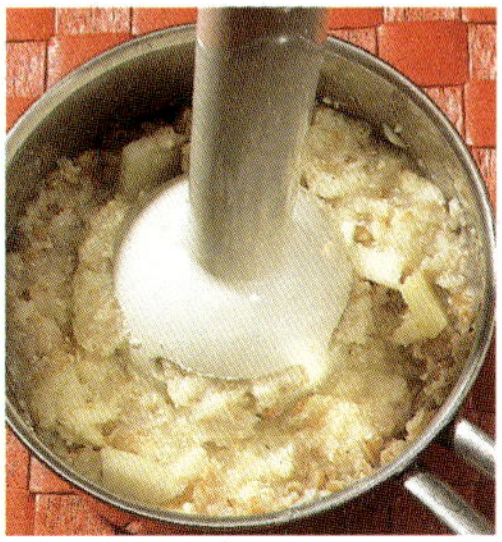

**3** Añadir la mantequilla y pasar la preparación por la batidora eléctrica.

**4** Verter la papilla en un plato y dársela al bebé.

## SUGERENCIA

La papilla de la merienda se cuece, principalmente, sólo con agua. Por esto es importante no olvidar añadir grasa. Si no lo hace así, su bebé tendrá hambre de nuevo mucho antes de que le toque la próxima comida. En vez de mantequilla, puede optar por aceite de germen. Añádalo cuando la papilla ya no esté tan caliente. Este aceite se mezcla con más facilidad, a la vez que es más ligero y agradable.
Si en vez de copos de trigo utiliza copos de mijo, de maíz o de arroz la papilla no contendrá tanto gluten.

# Papilla de cereales con cerezas

- Sencilla
- Económica

**Para una porción, a partir del séptimo mes:**

**50 g de cerezas frescas**
**20 g de copos de siete cereales**
**50 g de plátano sin piel**
**1 cs de mantequilla**

**Tiempo de preparación:**
**10 minutos**

**Aprox. por porción:**
**987 kJ/236 kcal.**
**4 g Pr/12 g Gr/30 g Hc**

**1** Lavar bien las cerezas, deshuesarlas y ponerlas a hervir -a fuego lento- con 200 ml de agua y los copos. Dejarlo todo 4 minutos, removiendo hasta que las cerezas hayan ablandado.

**2** Deshacer el plátano, de forma gruesa, y añadirlo a la papilla con la mantequilla. Hacer puré en la batidora y verterla en un plato.

**VARIANTE**

En vez de cerezas, puede elegir bayas, albaricoques, melocotón o uvas, que se agregan a la papilla junto con el plátano.

# Papilla de melocotón

- Sencilla
- Económica

**Para una porción, a partir del séptimo mes:**

**20 g de copos integrales instantáneos**
**1 cs de mantequilla**
**1 melocotón maduro**

**Tiempo de preparación:**
**10 minutos**

**Aprox. por porción:**
**850 kj/ 200 kcal**
**4 g Pr/10 g Gr/26 g Hc**

**1** Hervir 100 ml de agua en una olla; luego, verterla caliente sobre los copos y remover.

**2** Añadir la mantequilla sobre la preparación y remover de nuevo.

**3** Lavar bien el melocotón y ponerlo en un bol pequeño. Echar agua hirviendo por encima, para escaldarlo, y dejarlo reposar 2 minutos hasta que se pueda pelar fácilmente. Una vez pelado, cortarlo a la mitad y deshuesarlo. A continuación, pasar la pulpa por la batidora haciéndola puré.

**4** Incorporar la compota de melocotón a la preparación y verter la papilla sobre un plato para dársela de comida al bebé.

# Papilla de muësli

- Económica
- Integral

**Para una porción, a partir del séptimo mes:**

**20 g de granos de cereales**
**200 ml de zumo de manzana o de pera**
**1 ct de almendras ralladas**
**80 g de albaricoques (sin hueso)**

**Tiempo de preparación:**
**15 minutos**

**Aprox. por porción:**
**870 kJ/208 kcal.**
**4 g Pr/2 g Gr/ 48 g Hc**

**1** Hacer copos con los granos de los cereales. Para ello, utilice un aparato especial para hacer copos.

**2** Hervir los copos con el zumo y las almendras. Dejarlos durante 2 minutos, a fuego lento, con la olla tapada.

**3** Lavar los albaricoques, deshuesarlos, deshacerlos de forma gruesa y añadirlos a la papilla muy caliente. Hacer un puré fino con la papilla, pasándola previamente por la batidora eléctrica.

# Papilla de sémola con frutas

- Sencilla
- Rápida

**Para una porción, a partir del séptimo mes:**

**20 g de "bulgur" (tipo de sémola de trigo duro)**
**1 ct de pasas**
**50 g de plátano**
**1 ct de mantequilla o de margarina**
**1 mandarina pequeña**

**Tiempo de preparación:**
**10 minutos**

**Aprox. por porción:**
**724 kJ/173 kcal**
**3 g Pr/4 g Gr/33 g Hc**

**1** Verter 70 ml de agua hirviendo sobre la sémola.

**2** Limpiar y lavar las pasas, añadirlas y dejarlas cocer co[n] la sémola durante 15 minutos, con la olla tapada.

**3** Deshacer el plátano de forma gruesa, hacerlo puré [e] incorporar la grasa.

**4** Pelar la mandarina, quitarle la piel a los gajos y mezclar todos los ingredientes.

**En la parte superior de la foto: papilla de sémola con frutas. En el centro: papilla de muësli y papilla de melocotón. En la parte inferior: papilla de cereales con cerezas.**

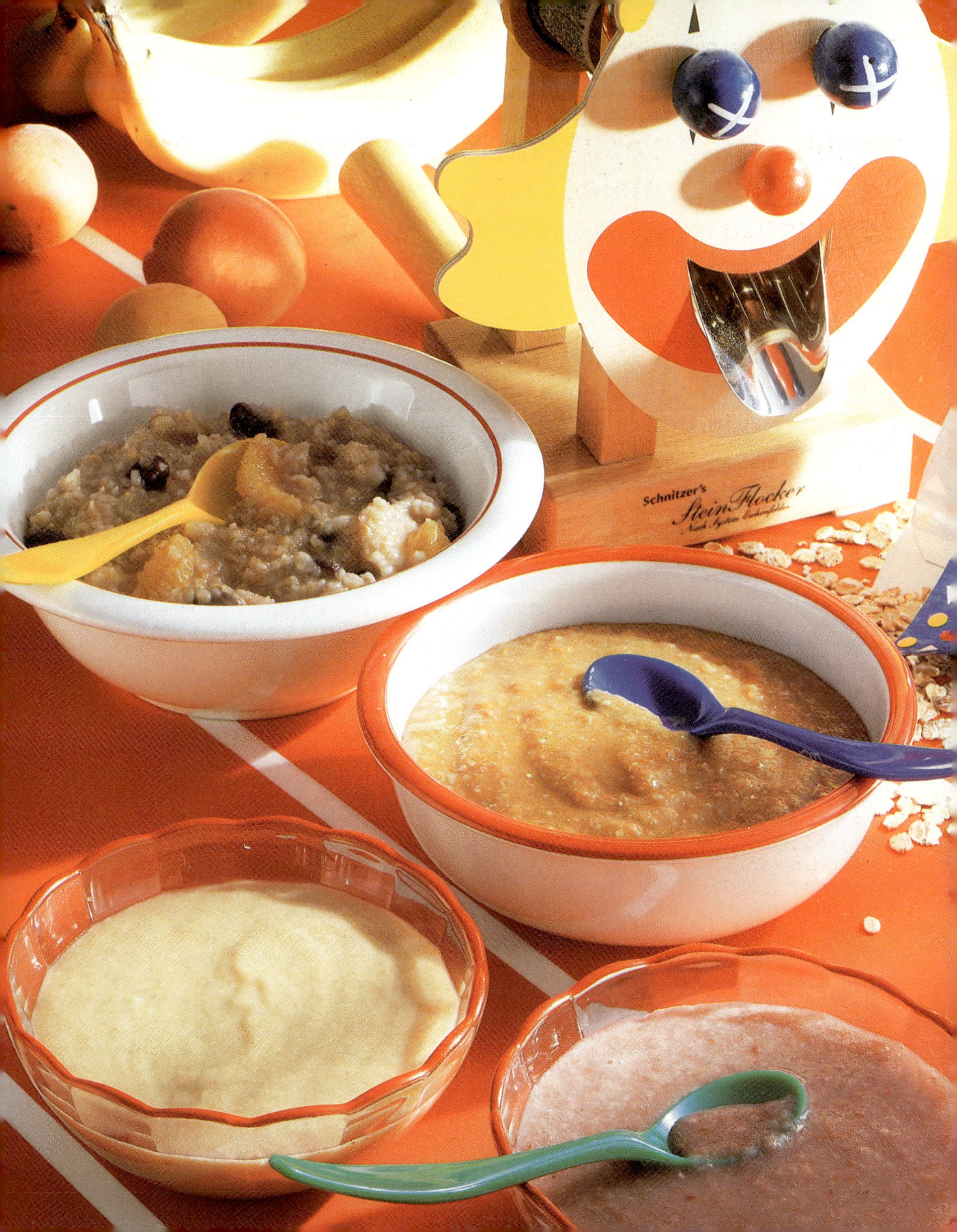
Schnitzer's
SteinFlocker

# Del noveno al duodécimo mes

Si su hijo puede hacer un buen papel sentado a la mesa sin "necesidad de ayuda", más adelante esto le dará una mayor seguridad. En cuanto su bebé sepa estar sentado solo, debería acompañar al resto de la familia en la mesa. Y debería sentarse en su silla de costumbre, con sus propios cubiertos y con su propio plato. Hasta que el niño se haya acostumbrado a comer correctamente, tendrá que aceptar que manche con la comida un poco –o incluso mucho– la ropa y la mesa. Pero, en ningún caso debe permitir que juegue con la comida. Nada más que la tire por los aires, usted debería intervenir. La alimentación sana también incluye un ritmo regular de comidas. Además de hacer que se convierta en todo un "rito", sirve para desinhibir al niño, darle confianza y formar su personalidad. Cuanto más "viva" esta costumbre social y otras similares, tanto más fácil le resultará el trato con su hijo más adelante.

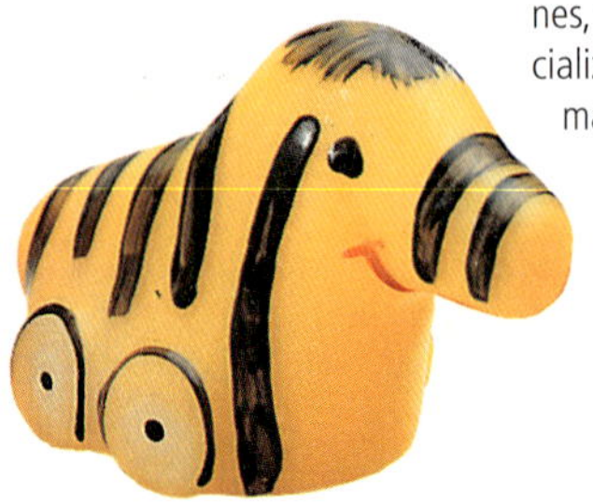

## Comer solo es divertido

A punto de cumplir el primer año de edad, algunos niños ya se sientan firmemente en su silla; otros, sin embargo, necesitan algo más de tiempo. Pero tenga en cuenta que el bebé que sepa estar sentado, querrá hacer lo mismo que hacen las personas adultas. Aunque las horas de comer no coincidan con las de su hijo, y seguramente tampoco pueda comer aún todo lo que se pone en la mesa, deje que participe en las comidas familiares sentado a la mesa. Algo podrá comer. Así, el niño se sentirá integrado en la familia y aprenderá un montón de cosas observando lo que hacen los demás y cómo comen. Esta experiencia será más fructífera si se asegura de que las posibles manchas no causen ningún desastre irremediable:

- Si el suelo de la cocina es delicado, puede poner bajo la silla de su hijo un plástico sólido y transparente de rollo (de venta en grandes almacenes, ferreterías, tiendas especializadas), que cubra la mayor superficie posible.

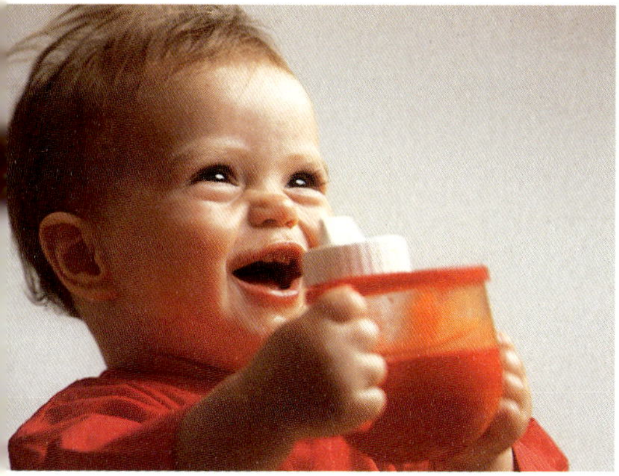

**'ara que el bebé no pueda echarse el líquido por encima, los 'asos "de aprendizaje" tienen un pequeño pitorro para beber.**

Cómprele un babero gran-
e, de tal modo que cuando
e lo ponga le cubra los bra-
os y parte de las piernas.
Los platos y vasos de plás-
co son ideales para los
ebés que comen solos.
ambién verdaderamente
rácticos son los platos "de
prendizaje", que se fijan
uy bien a la mesa y tienen
arista del reborde redon-
eada.
Las cucharas acodadas
cilitan enormemente el que
s niños coman solos, pues
ı pequeño brazo puede
anejar muy bien este tipo
e cuchara.
Regularmente, dé a su hijo
omida que pueda tomar con
s dedos. Para comer esta
omida sólo utilizará las
anos. Esta actitud le facili-
rá mosdisquear y masticar.
comer así será muy diver-
do para él!

## Del biberón al vaso

En vez de darle el biberón, si el bebé ya tiene más de ocho meses de edad, puede intentar que empiece a tomar líquido con el vaso "de aprendizaje". A esta edad, algunos niños ya saben beber del vaso. Semejante en su forma a un pistero, el vaso tiene un pequeño pitorro que facilita la acción de beber y evita que el bebé se eche el agua por encima o la tire por todas partes. Para que no pueda volcar, también hay vasos "tentetiesos" de fondo redondeado y con un contrapeso en la base. Hasta que su hijo no sepa estar sentado solo, debería olvidarse de que beba sin ayuda. Si aún no sabe estar sentado sin sujeción, déle de beber en su propio regazo.

## Cuando empiece con la dentición...

...debería dar algo a su bebé para que pueda morder. Si empieza muy pronto con la dentición, es útil darle un aro especial de goma para morder (farmacias). Sin embargo, después del noveno mes ya puede mordisquear cortezas de pan y trocitos de manzana. Incluso las papillas pueden ser ahora menos líquidas, es decir, más sólidas. Como puede deducirse del esquema alimentario de la página 3, la papilla de la tarde se sustituye, poco a poco, por una comida entre horas. También por la mañana se dan cambios: así, además de la leche de la mañana, se le da pan para el desayuno. Y en el "segundo desayuno" se le da algo de fruta o, quizá –de vez en cuando–, incluso un yogur. A punto de cumplir su primer año de vida, si prepara platos de sabor suave y fáciles de digerir, su hijo puede comer de la comida de los demás por la mañana, a mediodía y por la noche.

## Para unos dientes sanos

- Deseche la idea de dar a su hijo el biberón para que chupe la tetina. Utilícelo sólo en las comidas o para saciar su sed. Para que pueda chupar, déle el chupete.
- Cuando esté acostado en la cama, no debería darle el biberón.
- Siempre que el bebé tome el biberón, déselo usted misma. Esto hará que tanto el bebé como usted se sientan bien en mutua compañía. Si el bebé toma solo el biberón, la tentación de chupetear (página 16) estará siempre presente.
- Por la noche, después de la última comida del niño, límpiele con cuidado los primeros dientes utilizando un bastoncillo de algodón empapado en agua. No le dé nada más de comer o beber, como mucho agua, hasta la próxima comida.
- Asegúrese de que su bebé toma al menos 300 ml al día de leche maternizada, contando en esta alimentación láctea la leche de la papilla de la noche. Sólo de este modo proporcionará a su hijo el calcio suficiente que precisa en este período de la dentición.
- Según la prescripción de su pediatra, dé regularmente a su bebé vitamina D enriquecida con flúor, añadiéndola en las tomas del biberón o dándosela con la cuchara. De este modo los dientes almacenarán más flúor y calcio, lo que contribuirá a fortalecer su esmalte dental.
- Durante los meses inmediatos anteriores al año de edad, acostumbre al bebé a que solamente beba agua cuando tenga sed.

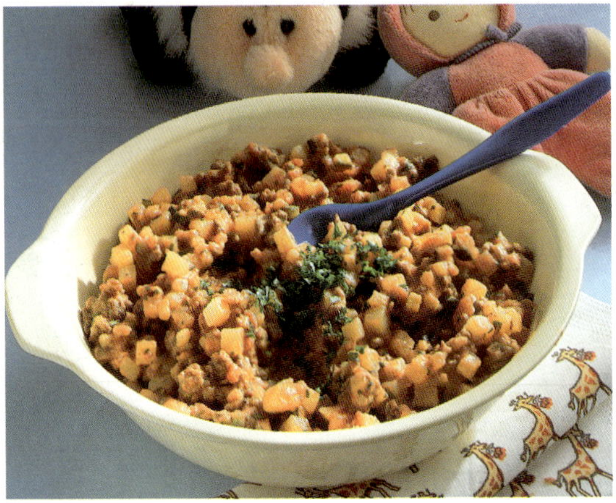

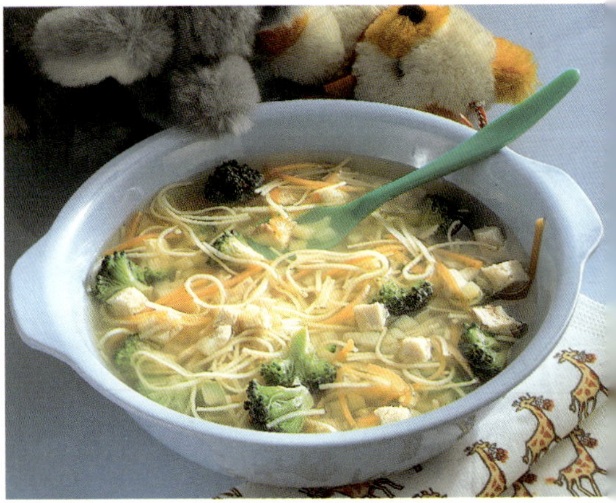

# Pisto con carne picada

- Sencilla
- Para conservar

**Para 6-8 porciones, a partir del noveno mes:**

| | |
|---|---|
| **200 g de calabacín** | |
| **150 g de berenjenas** | |
| **400 g de tomates** | |
| **400 g de patatas** | |
| **2 ct de aceite** | |
| **150 g de carne picada de vacuno (o de cordero)** | |
| **2 cs de *créme fraîche*** | |
| **2 cs de tomate concentrado** | |
| **2 cs de perejil picado** | |

**Tiempo de preparación:**
**30 minutos**

**Aprox. por porción:**
**623 kJ/149 kcal.**
**7 g Pr/7 g Gr/16 g Hc**

**1** Lavar bien la verdura. Pelar las patatas y cortarlas en dados pequeños.

**2** En una sartén, calentar 1 ct de aceite y freír un poco la carne picada. Agregar las patatas, 100 ml de agua y rehogar todo durante 5 minutos.

**3** Limpiar los calabacines y las berenjenas. Escaldar los tomates, pelarlos y quitarles los tallos. Cortar la verdura en dados finos y añadirlos a la carne. Cocer de 10 a 15 minutos, con la olla tapada. Si es necesario, agregar algo más de agua.

**4** Incorporar la *créme fraîche*, el tomate concentrado, el resto del aceite y el perejil.

**5** Hacer puré el pisto para los bebés que aún no mastican. Congelar en porciones.

# Sopa de gallina

- Elaborada
- Para conservar

**Para 6 porciones, a partir del décimo mes:**

| | |
|---|---|
| **1 gallina para caldo (1 kg)** | |
| **1 manojo de hierbas para hacer caldo** | |
| **1 cebolleta** | |
| **2 patatas medianas** | |
| **125 g de zanahorias** | |
| **150 g de brécol** | |
| **50 g de fideos para sopa** | |

**Tiempo de preparación:**
**1 hora y 15 minutos**

**Aprox. por porción:**
**941 kJ/225 kcal.**
**25 g Pr/7 g Gr/14 g Hc**

**1** Lavar la gallina y limpiar las hierbas. Pelar la cebolla y partirla en dos. Poner la superficie de corte en contacto con el fondo de la olla exprés y saltear un poco. Saltear también las hierbas para el caldo; luego, añadir l gallina y un litro de agua. Cocer a fuego muy lento, durante 30 minutos.

**2** Dejar salir el vapor y abrir la olla, sacar la gallina y dejarla enfriar. Deshuesar la carne y cortarla en dados pequeños. Colar el caldo. Pelar las patatas y hacerlas dados finos; cocerlas, 20 o 25 minutos, con el caldo.

**3** Lavar las zanahorias y el brécol. Cortar las zanahorias en tiras finas y el brécol en pequeñas rosetas. Pelar los tallos y trocearlos en dados. Añadir los fideos, las zanaho rias, el brécol y la carne 5 minutos antes de finalizar la cocción de las patatas. Coce todos los ingredientes juntos Congelar por raciones.

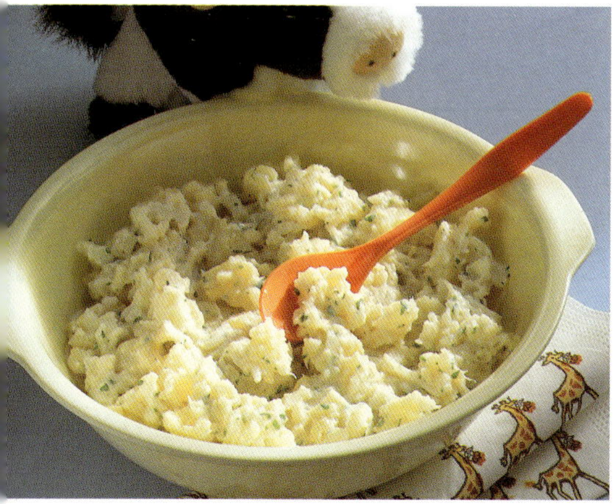

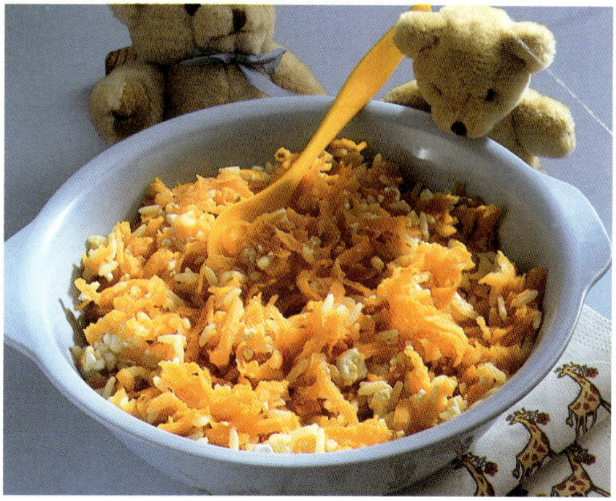

# 'atatas con coliflor

- Económica
- Sin gluten

**'ara una porción, a partir**
**lel noveno mes:**

| |
|---|
| **50 g de patatas** |
| **50 g de rosetas de oliflor** |
| **cs de leche** |
| **cs de nata** |
| **ct de mantequilla** |
| **ct de perejil picado fino** |
| **yema de huevo** |

**iempo de preparación:**
**0 minutos**

**prox. por porción:**
**096 kJ/262 kcal.**
**g Pr/14 g Gr/26 g Hc**

Lavar las patatas y las osetas de coliflor. Partir la oliflor en pedazos pequeños cortar los tallos en trozos de 1 cm, aproximadamente. Pelar las patatas y cortarlas en dados de 2 cm de lado.

**2** Calentar la leche y la nata, añadir las patatas y la coliflor y cocer todo a fuego lento durante 15 minutos.

**3** Agregar la mantequilla, el perejil y la yema de huevo. Ligar un poco la preparación y hervirla de nuevo.

### SUGERENCIA

La verdura que mejor tolera su hijo es la de sabor suave. Si es posible, debe acostumbrarle pronto a comer verdura; si no, corre el riesgo de que el niño no quiera en un futuro comer verduras. Si su hijo la rechaza ya, haga un puré de verdura y sírvala como sopa o como papilla.

# Arroz con zanahoria

- Sin gluten
- Vegetariano

**Para una porción, a partir**
**del noveno mes:**

| |
|---|
| **150 g zanahorias** |
| **2 ct de mantequilla** |
| **30 g de arroz (sancochado)** |
| **40 g de requesón granulado** |
| **2 cs de zumo de naranja** |

**Tiempo de preparación:**
**30 minutos**

**Aprox. por porción:**
**870 kJ/208 kcal.**
**8 g Pr/9 g Gr/24 g Hc**

**1** Limpiar las zanahorias, pelarlas y rallarlas con un rallador grueso.

**2** Rehogar las zanahorias ralladas en 1 ct de mantequilla y añadir el arroz. Después, regar la.preparación con 1/4 l de agua, llevar todo a ebullición y cocer a fuego lento -durante 20 minutos- con la olla tapada.

**3** Poner el arroz con las zanahorias en un plato e incorporar el resto de la mantequilla, el requesón y el zumo de naranja.

### VARIANTE

Debido a su sabor suave, otos tipos de verdura idóneos para esta receta son: el colinabo, la coliflor, el calabacín, la calabaza o los tomates. Se pueden variar simplemente en función de la estación y de la oferta. El zumo de naranja, puede sustituirlo por zumo de manzana o de pera.

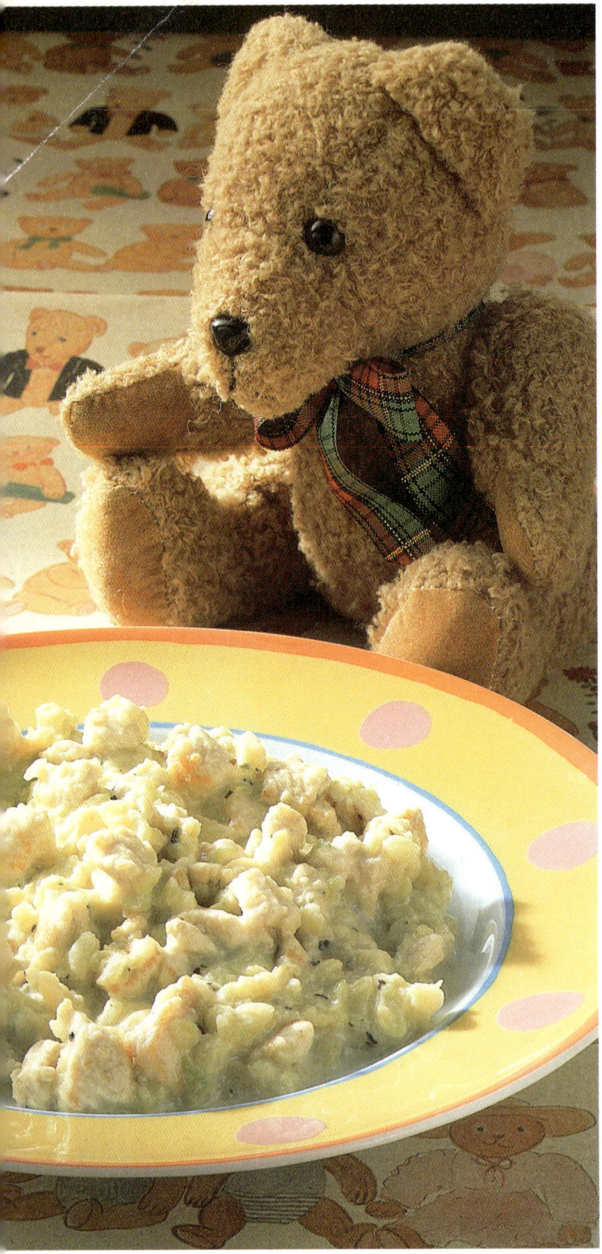

# Tiras finas de pavo

- Sencilla
- Elaborada

**Para una porción, a partir del noveno mes (o tres porciones para un adulto):**
**300 g de patatas**
**150 g de pechuga de pavo**
**1 ct de zumo de limón**
**1/2 ct de albahaca seca**
**300 g de calabacines**
**1/2 cs de aceite**
**4 cs de nata**
**1 ct de aceite de germen, mantequilla o margarina**

**Tiempo de preparación:**
**1 hora**

**Aprox. por porción:**
**860 kJ/200 kcal.**
**15 g Pr/9 g Gr/16 g Hc**

**1** Cocer las patatas, sin pelar -a fuego lento-, durante 20 o 25 minutos. Mientras tanto, cortar la carne de pavo en tiras de, aproximadamente, 1 cm de ancho por 3 cm de largo. Echar unas gotas de limón por encima y espolvorear de albahaca.

**2** Lavar y pelar los calabacines, quitarles los tallos y las hojas externas y rallarlos grueso con un robot de cocina o con un rallador.

**3** Calentar el aceite en una sartén grande y freír la carne de pavo por un igual. Agregar la nata. Rehogar todo, a fuego lento -durante 10 minutos-, con la sartén tapada. Añadir los calabacines rallados y rehogar todo otros 10 minutos más con la sartén tapada.

**4** Retirar el agua de las patatas. Pelar unos 80 g de patatas para el bebé y aplastarla con un tenedor. Echar, aproximadamente, 150 g de calabacines con la carne de la sartén sobre las patatas.

**5** Según las necesidades del niño, aplastar la verdura y la carne, agregar la grasa y mezclarlo todo.

## SUGERENCIA

Para usted, y el resto de la familia, puede regar la carne con el caldo instantáneo. Añada 1/2 cs de salsa de soja y 1 cs de copos instantáneos. Deje cocer todo durante 1 o 2 minutos más. Finalmente, sirva el pavo con el resto de las patatas cocidas sin pelar.

# Torta de zanahorias y carne de ave

- Económica
- Sencilla

**ara una porción, a partir e 1 año de edad (o tres orciones para un adulto):**

| |
|---|
| **00 g de carne de pavo** |
| **50 g de zanahorias** |
| **ct de zumo de limón** |
| **cs de copos de avena** |
| **cs de copos aromáticos e levadura** |
| **huevo** |
| **alsa de soja** |
| **ramitas de perejil** |
| **50 g de yogur nriquecido con nata** |
| **rasa para freír** |

**iempo de preparación:**
**0 minutos**

**prox. por porción:**
**44 kJ/154 kcal.**
**g Pr/5 g Gr/15 g Hc**

Cortar la carne en dados, asarla por el triturador de arne o desmenuzarla muy no en la picadora de carne. Para evitar infecciones por *almonella*, procure mantener nuy limpios los aparatos).

Limpiar las zanahorias, elarlas y rallarlas muy fino. Mezclar la carne con el zumo le limón, la ralladura de las anahorias, los copos de vena y de levadura y el uevo. Condimentar todo con a salsa de soja.

**3** Lavar el perejil y picarlo fino. Condimentar el yogur con el perejil.

**4** Derretir un poco de grasa en una sartén antiadherente. Tomar 4 cs colmadas de la mezcla de zanahoria y carne, y echarlas en la sartén.

**5** Aplastar un poco y dorar las tortas, a fuego mediano, por ambos lados. La grasa sobrante, retirarla usando papel de cocina.

**6** Servir las tortas junto con el yogur de perejil. El arroz o las patatas pueden usarse, perfectamente, como acompañamiento de las tortas.

**SUGERENCIA**

En las porciones de las personas adultas, puede añadir a la mezcla de las tortas algo de jengibre rallado y hierba de limón fresca, cortada en trozos pequeños. También, puede preparar el yogur con cilantro picado.

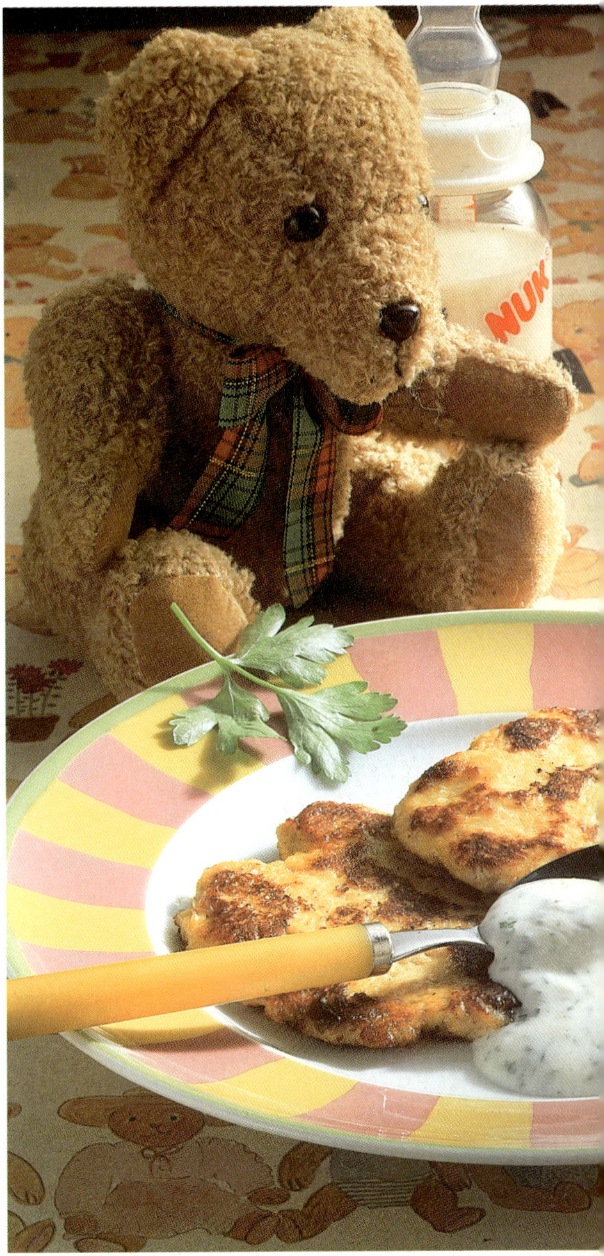

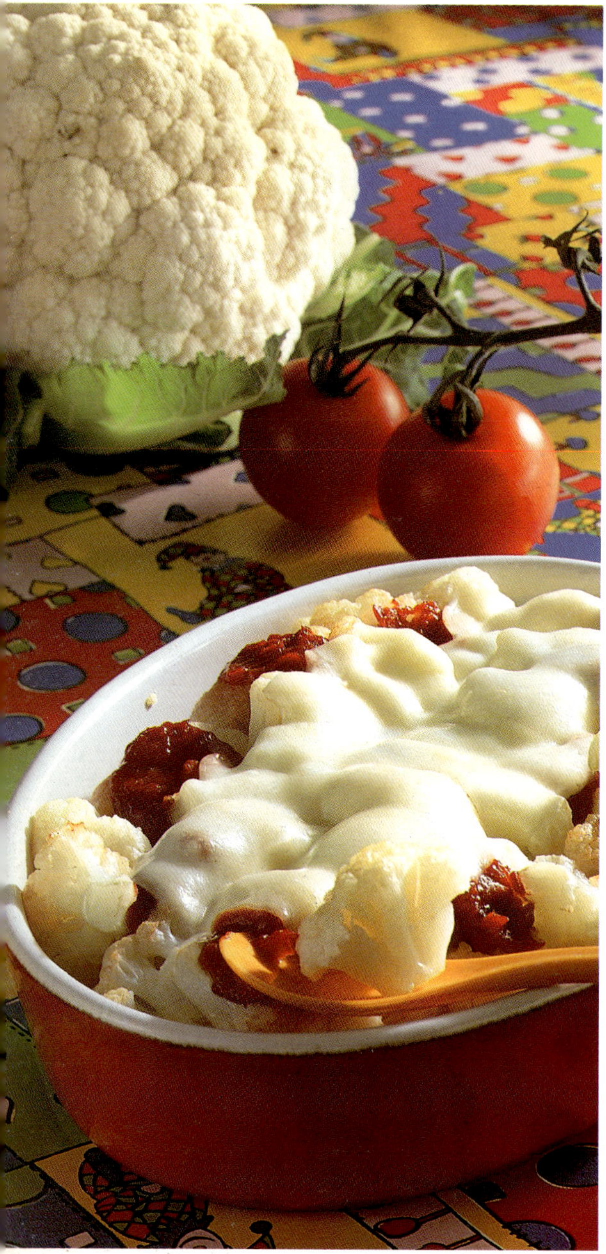

# Suflé de coliflor

- Sin gluten
- Elaborada

**Para una porción, a partir de 1 año de edad (o tres porciones para un adulto):**

**300 g de coliflor**
**100 g de sémola de maíz**
**Nuez moscada, sal**
**1/4 l de leche entera pasteurizada**
**50 g de nata**
**70 g de puré de tomate**
**60 g de queso mozzarella**
**Grasa para el molde**

**Tiempo de preparación:**
**50 minutos**

**Aprox. por porción:**
**1 368 kJ/327 kcal.**
**13 g Pr/14 g Gr/39 g Hc**

**1** Lavar la coliflor, separar las rosetas y, a continuación, limpiarlas. En una olla con un poco de agua, cocer la coliflor con una pizca de sal durante 10 minutos.
A los niños pequeños, les gusta más la coliflor una vez ha ablandado.

**2** Llevar a ebullición la sémola de maíz con una pizca de sal, una pizca de nuez moscada y la leche. Dejar que la preparación cueza durante 5 minutos, al tiempo que se remueve sin parar. Pasado el tiempo, retirar la olla del fuego y dejar que repose con la olla destapada. A continuación, incorporar la nata.

**3** Precalentar el horno a 180 °C (con turbo. a 160 °C Engrasar un molde de suflé llano, de 20 cm de diámetro llenarlo con el preparado de sémola de maíz y alisar la superficie. Echar la coliflor y presionar, para que se hunda y mezcle entre la masa de sémola de maíz.

**4** Distribuir el puré de tomate entre las rosetas. Cortar el queso mozzarella en lonchas finas y repartirlas por encima. Gratinar en el horno en la parte superior, durante 20 minutos.

## SUGERENCIA

Para usted, y para el resto de la familia, puede cubrir el suflé con lonchas de tomate en vez de hacerlo con el puré de tomate.
La coliflor es bastante salada por naturaleza, procure pues condimentar lo menos posible el suflé. Para mayor seguridad, sale personalmente su ración en el plato.

# :repes verdes

Sencilla
Rápida

**ıra una porción, a partir el noveno mes (o tres orciones para un adulto):**

**huevos pequeños**
**)0 g de harina integral**
**)0 ml de suero de ıantequilla**
**ct de aceite de germen al yodada**
**ct de semillas de sésamo eladas**
**)0 g de guisantes frescos**
**ct de mantequilla erretida**
**cs de *créme fraîche***
**gua mineral**

**empo de preparación: ) minutos**

**prox. por porción: 615 kJ/386 kcal. 6 g Pr/16 g Gr/45 g Hc**

Mezclar los huevos y la arina. Poco a poco, incorpo- ır también el suero de man- :quilla, el aceite de germen, 'go de sal y las semillas de ésamo. Dejar reposar la asta durante 10 minutos.

Mientras tanto, quitarle la aina a los guisantes.

Derretir 1 ct de mantequi- a en una sartén antiadhe- ente, echar la mitad de los uisantes en ella y rehogar- os durante 1 minuto.

**4** Luego, agregar a la pasta 1 o 2 cs de agua mineral; con un cucharón, verter la mitad de la pasta sobre los guisantes. Tapar la sartén y dorar la crepe, por un lado, durante 1 o 2 minutos.

**5** A continuación, dorar también el otro lado. Extender la mitad de la *créme fraîche* sobre la crepe y plegarla.

**6** Hacer la segunda crepe de la misma manera.

## VARIANTE

Si a su niño no le gustan los guisantes, en vez de esta crepe puede prepararle una dulce; por ejemplo, en vez de guisantes puede utilizar fruta blanda. Los melocotones cortados en forma de media luna, las frambuesas o las fresas son ideales. En vez de poner *créme fraîche* en la crepe, puede agregar 1 ct de mermelada o espolvorearla con un poco de azúcar.

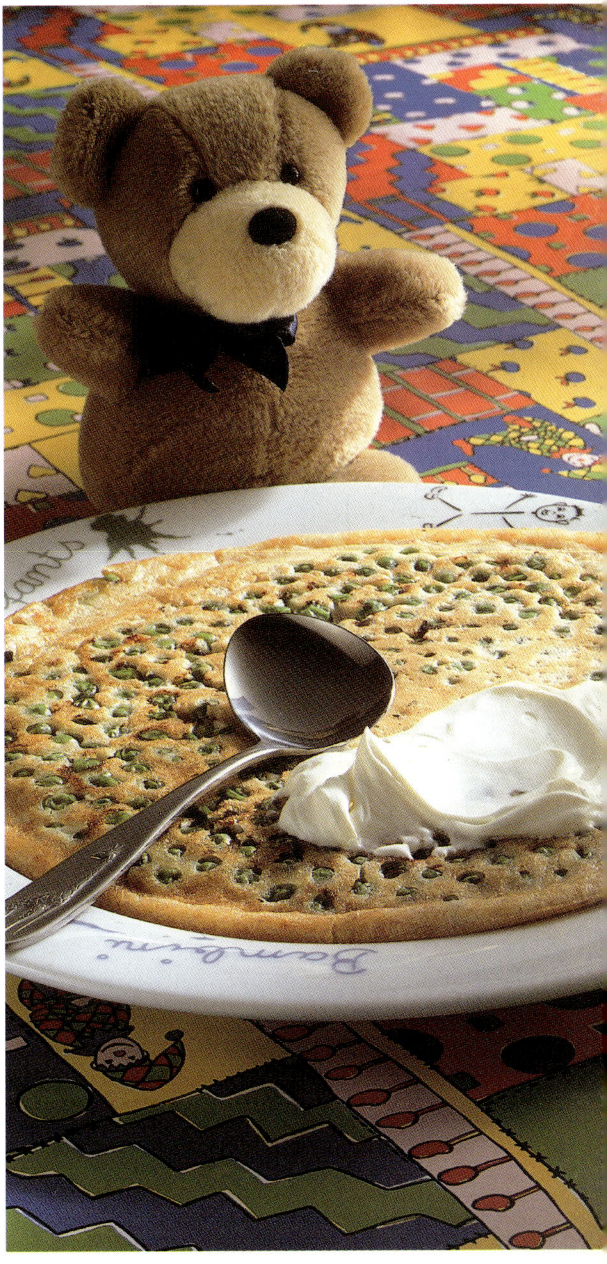

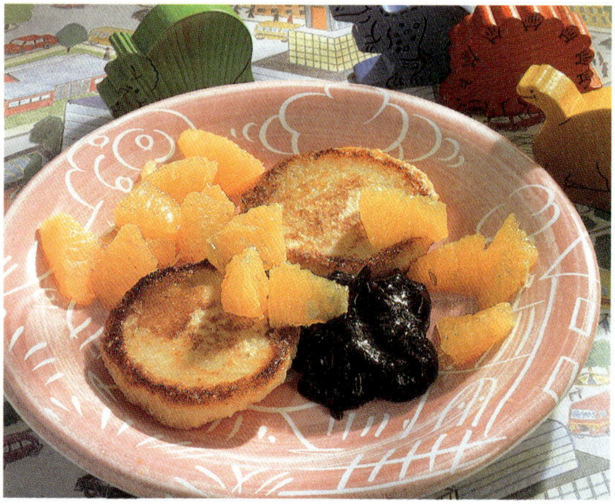

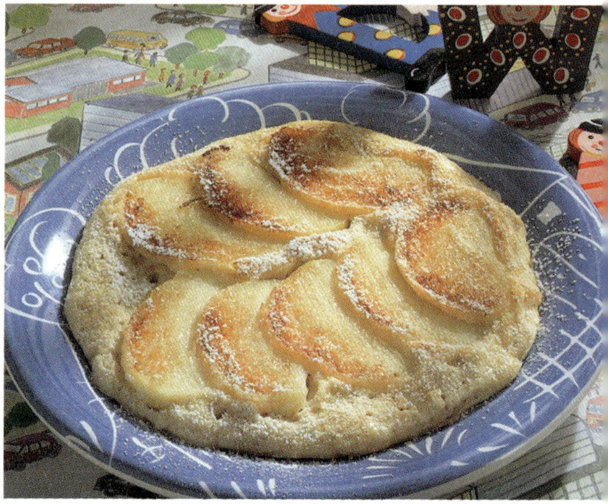

# Pastelitos dulces de requesón

- Fácil de digerir
- Elaborada

**Para una porción, a partir de un año de edad (o tres porciones para un adulto):**

**1 huevo, 1 cs de azúcar**
**Ralladura de limón**
**160 g de requesón desnatado**
**40 g de sémola, 3 naranjas**
**1 pizca de levadura**
**40 g de copos finos de avena o de mijo, sal**
**2 cs de leche entera para hornear, 1 cs de miel**
**3 ct de compota de ciruela**

**Tiempo de preparación:**
**45 minutos**

**Aprox. por porción:**
**1 121 kJ/268 kcal.**
**13 g Pr/8 g Gr/39 g Hc**

**1** Batir el huevo con el azúcar y la ralladura de limón, hasta que quede cremoso. Añadir el requesón, la sémola, la levadura, los copos de avena o de mijo y la sal. Dejar que repose 30 minutos con el recipiente tapado.

**2** Pelar las naranjas, quitarles la piel blanca y separar sus gajos. Cortar cada gajo en 2 o 3 trozos y mezclarlos luego con la miel.

**3** Verter la leche sobre la crema de huevo y remover hasta que ablande. Con una cuchara húmeda, tomar un poco de masa y formar pastelitos planos con las manos humedecidas.

**4** Derretir grasa y, a fuego medio, freír los pastelitos hasta dorarlos. Servirlos con la compota de ciruela y la ensalada de naranjas.

# Crepe de huevo y manzana

- Fácil de digerir
- Elaborada

**Para una porción, a partir de un año de edad:**

**1 huevo, 1 pizca de sal**
**1 cs de harina de trigo**
**3 cs de copos de avena**
**4 cs de leche**
**1 manzana pequeña**
**1 ct de aceite, mantequilla o margarina**
**1 o 2 ct de azúcar glas**

**Tiempo de preparación:**
**45 minutos**

**Aprox. por porción:**
**1 192 kJ/285 kcal**
**10 g Pr/12 g Gr/37 g Hc**

**1** Separar la clara de la yema y batir esta última con la harina, los copos de avena, la leche y la sal, hasta conse guir una crema espesa. Batir la clara a punto de nieve e incorporarla a la preparación

**2** Lavar la manzana, pelarla cortarla en cuartos, quitándo le el corazón. Cortarlos en forma de media luna y filetearlos finamente.

**3** Calentar la grasa en una sartén antiadherente y verte la crema. Repartir los trozos de manzana por encima. Dorar la crepe a fuego lento, darle la vuelta y dorarla por el otro lado. Espolvorearla con azúcar glas y servirla.

**SUGERENCIA**

Si prepara la crepe con bayas, debería dorarla, a fuego lento -sólo por un lado-, durante 4 minutos con la sartén tapada.

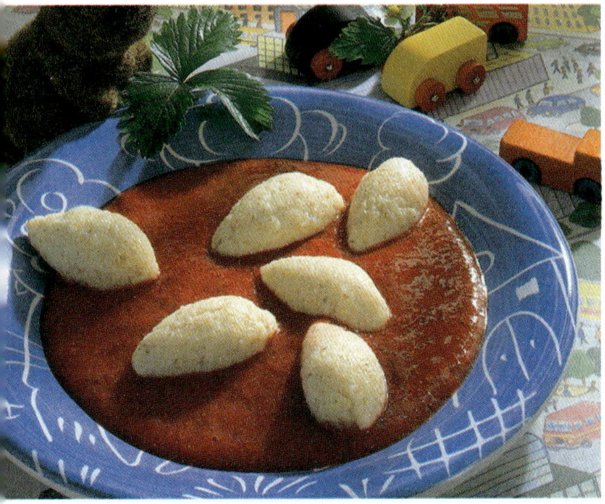

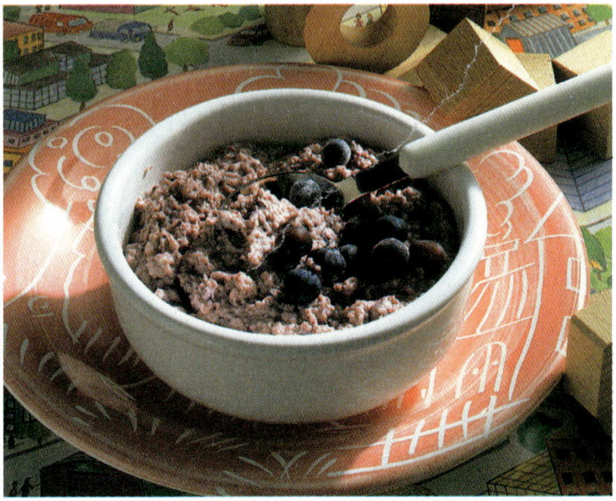

# Albóndigas de sémola

Rápida
Clásica

**ara 1 porción, a partir el décimo mes:**

**/8 l de leche entera asteurizada**
**5 g de sémola integral**
**yema de huevo**
**00 g de fresas**
**ct de miel**

**empo de preparación:**
**) minutos**

**prox. por porción:**
**330 kJ/318 kcal**
**1 g Pr/10 g Gr/47 g Hc**

Llevar la leche a ebullición añadir la sémola; dejarla ocer removiendo, hasta que sémola espese. Incorporar yema de huevo, darle otro ervor y retirar la olla del fuego. Dejarla reposar con la olla tapada.

**2** Limpiar y lavar las fresas, o descongelarlas. Hacer un puré con ellas y la miel, y verterlo en una fuente.

**3** Tomar 2 ct de sémola y formar albóndigas; ponerlas en la salsa. Si se quiere, se puede calentar la salsa un poco; sin embargo, al calentarla se pierden vitaminas.

### SUGERENCIA

La sémola integral sabe tan bien como la sémola "blanca", pero al tener todas las vitaminas, los minerales y las fibras del grano integral se digiere bien. Acostumbre a su hijo, desde el principio, a la sémola integral. Así le podrá preparar platos dulces, pero sanos.

# Requesón con arándanos

- Rápida
- Rica en vitaminas

**Para una porción, a partir del décimo mes:**

**100 g de requesón desnatado, 1 ct de aceite**
**100 ml de leche entera pasteurizada**
**80 g de arándanos**
**20 g de copos de avena instantáneos**
**1 cs de azúcar o de miel**

**Tiempo de preparación:**
**5 minutos**

**Aprox. por porción:**
**1 606 kJ/384 kcal.**
**20 g Pr/14 g Gr/49 g Hc**

**1** Batir bien el requesón junto con la leche y el aceite, hasta conseguir una masa cremosa.

**2** Lavar las bayas (escoger las buenas y tirar las malas), hacer puré con ellas e incorporar al requesón junto con los copos de avena y el azúcar o la miel. Servirlo lo antes posible.

### SUGERENCIA

A partir del décimo mes, si las frutas son poco ácidas los bebés pueden digerir bien las comidas preparadas con fruta cruda. La ventaja que tiene es que las fibras y las vitaminas se conservan en gran parte. Congelar fruta para el invierno: hacer puré de bayas o de frutos de hueso, poco rehogados, y añadir 150 g de azúcar o de miel por cada kilo de fruta. Así se conservan el aroma, el color y las vitaminas.

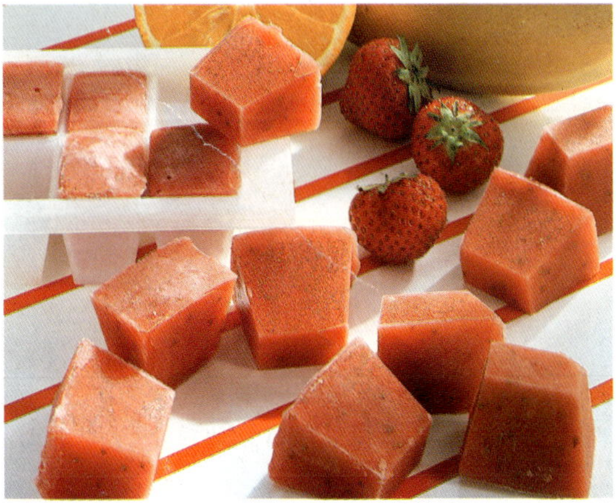

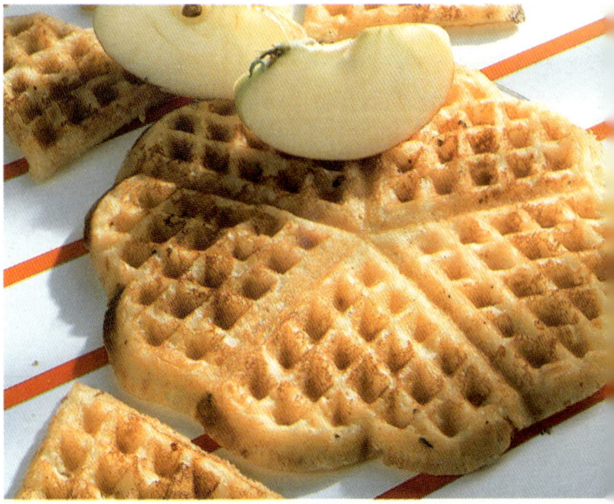

# Pulpa de fresa y plátano

- Comida entre horas
- Para conservar

**Para 20 porciones, a partir del décimo mes:**

**1 plátano grande**

**200 g de fresas**

**1/2 naranja**

**Tiempo de preparación:**
**10 minutos**

**Aprox. por porción:**
**33 kJ/8 kcal.**
**0 g Pr/0 g Gr/2 g Hc**

**1** Tomar un plátano grande y pelarlo. Lavar las fresas, quitarles los tallos verdes y disponerlas junto con el plátano en una fuente de cocina.

**2** Exprimir la media naranja encima, añadiendo el zumo a la preparación, y hacer puré con todos los ingredientes pasándolos por la batidora eléctrica.

**3** Echar el puré de frutas en una cubitera y dejarla en el congelador del frigorífico. Cuando los cubitos de puré estén congelados, pueden conservarse hasta 2 meses.

**SUGERENCIA**

En función de la estación, para preparar este puré también puede usar otros tipos de fruta, como peras, melocotones, bayas o nectarinas. Añadir siempre algo de zumo de naranja o de limón, para así mentener vivo el colorido y evitar que se pierdan las vitaminas

# Barquillos de manzana

- Comida entre horas
- Para toda la familia

**Para 4 barquillos, a partir del décimo mes:**

**40 g de mantequilla**

**1 cs de azúcar o miel**

**75 g de requesón desnatado**

**75 g de harina, 1 huevo**

**1 cs de avellanas molidas**

**1 pizca de levadura**

**1/2 manzana, 75 ml de zumo de manzana**

**Tiempo de preparación:**
**45 minutos**

**Aprox. por porción:**
**908 kJ/217 kcal.**
**6 g Pr/11 g Gr/24 g Hc**

**1** Batir la grasa y el azúcar o la miel, hasta conseguir una crema espumosa.

**2** Separar la clara de la yema e incorporar ésta y el requesón a la crema de grasa, removiendo. Mezclar la harina, las nueces y la levadura. Agregar zumo hasta conseguir una masa espesa.

**3** Pelar las manzanas, rallarlas grueso y mezclarlas con la masa. Batir la clara de huevo a punto de nieve y verterla sobre la masa.

**4** Hornear los barquillos en un barquillero precalentado, uno tras otro.

**SUGERENCIA**

Seguramente su bebé coma los barquillos sin añadirles nada más. Para el resto de la familia, puede ponerles, además de nata, requesón mezclado con algo de compota de manzana.

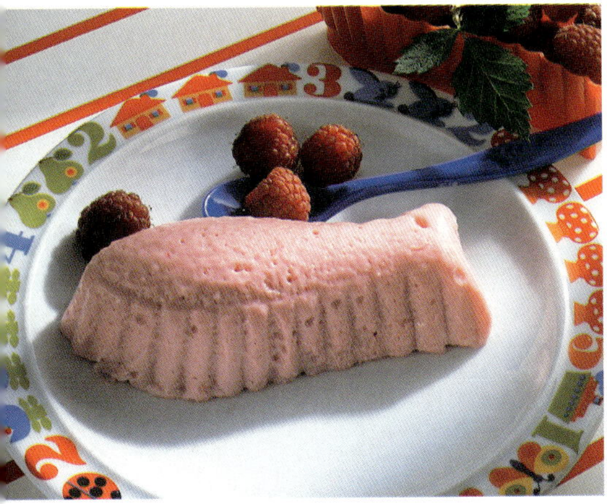

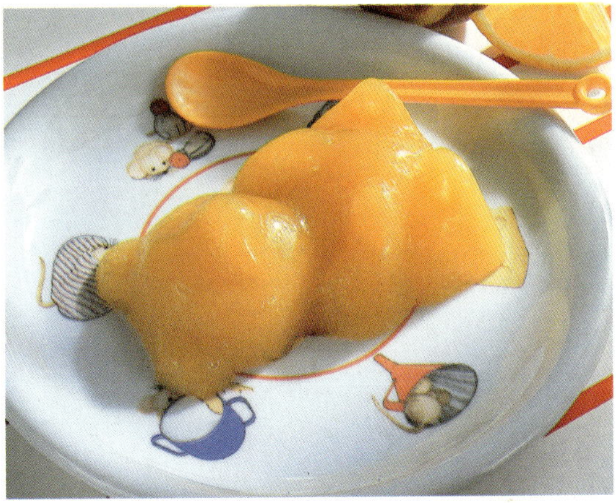

# lan de rambuesa

- Comida entre horas
- Fácil

**ara una porción, a partir el décimo mes:**

| |
|---|
| **50 g de yogur de leche ntera** |
| **ct de aceite** |
| **cs de azúcar** |
| **0 g de papilla de arroz** |
| **0 g de frambuesas frescas congeladas** |

**iempo de preparación:**
**0 minutos**
**iempo de reposo:**
**horas**

**prox. por porción:**
**527 KJ/365 Kcal.**
**g Pr/10 g Gr/60 g Hc**

**1** Mezclar el yogur con el ceite, el azúcar y la papilla e arroz.

**2** Lavar bien las frambuesas (escoger las buenas y retirar las malas). Si son congeladas, dejarlas descongelar primero. Pasarlas por un tamiz e incorporar el zumo. Pasar todo por la batidora eléctrica.

**3** Verter la mezcla en un molde pequeño de 50 ml y dejarla reposar en el frigorífico durante 6 horas. Desmoldar el flan sobre un plato.

### SUGERENCIA

Si su hijo está acostumbrado a tomar comidas calientes, puede calentar el flan. Así resultará más blando pero tendrá que servirse en un recipiente, pues no se podrá desmoldar.

# Jalea de fruta

- Comida entre horas
- Fomenta las defensas

**Para 8 o 10 porciones, a partir del décimo mes:**

| |
|---|
| **10 hojas de gelatina** |
| **1 bote de melocotones** |
| **1/2 l de zumo de naranja recién exprimido** |
| **50 ml de zumo de limón recién exprimido** |
| **3-4 cs de miel líquida** |

**Tiempo de preparación:**
**15 minutos**
**Tiempo de cuajado:**
**2 horas**

**Para 10 porciones,**
**Aprox. por porción:**
**264 kJ/63 kcal.**
**1 g Pr/0 g Gr/16 g Hc**

**1** Dejar la gelatina en agua fría 5 minutos. Escurrir bien los melocotones y hacer con ellos un puré.

**2** Escurrirle el agua a la gelatina y poner a calentar el resto en un cazo hasta desleírlo. Mezclar el melocotón con el zumo de naranja, el de limón y la miel. Agregar a la gelatina desleída 2 cs del puré de fruta y, luego, unir el resto removiendo.

**3** Humedecer los moldes con agua fría, verter la mezcla y solidificarla en el frigorífico.

### SUGERENCIA

Gracias a los cítricos, la jalea se conserva en el frigorífico durante una semana aproximadamente. La jalea sirve para aumentar las defensas, calmar los dolores de garganta y la fiebre.

# Pastel de zanahorias y miel

- Para el primer cumpleaños
- Fácil

**Para 16 porciones, en un molde desmontable de 24 cm de diámetro**
**200 g de zanahorias**
**4 huevos, 200 g de miel**
**100 g de mantequilla o de margarina**
**3 cs de zumo de limón**
**1 pizca de sal, azúcar glas**
**1 pizca de condimento de pan de especias**
**100 g de almendras molidas**
**200 g de harina de mijo**
**1/2 paquetito de levadura**
**Grasa para untar el molde**
**2 cs de almendras molidas, para el molde**
**Zumo de frambuesa o de limón**

**Tiempo de preparación:**
**1 hora**

**Aprox. por porción:**
**694 kJ/116 kcal.**
**4 g Pr/10 g Gr/18 g Hc**

**1** Precalentar el horno a 180 °C. Engrasar el molde y espolvorearlo con las 2 cs de almendras molidas.

**2** Limpiar y pelar las zanahorias. Con un rallador para verduras, rallarlas muy fino. Separar las claras de las yemas y unir estas últimas a la miel, hasta obtener una mezcla cremosa. Poco a poco, incorporar la mantequilla o la margarina.

**3** Añadir lentamente el zumo de limón, la sal, el condimento de pan de especias, las almendras y las zanahorias. Mezclar la levadura con la harina y, removiendo, incorporar la harina. Batir las claras a punto de nieve y unirlas a la masa.

**4** Verter la masa en el molde preparado y cocerla en el centro del horno, con turbo, a 160 °C, durante 35 minutos.

**5** Tamizar el azúcar glas y mezclarlo con el zumo, hasta obtener una crema jugosa para adornar el pastel.

### SUGERENCIA

En un recipiente hermético, el pastel se conserva fresco en la nevera dos semanas.

### VARIANTE

El pastel también se puede preparar con pasas u otras frutas secas. Los pastelitos pequeños les gustan mucho a los niños. Si la masa se echa en pequeños moldes de papel, el tiempo de horneado se reduce 15 minutos.

# Pastelitos de muësli

- Para conservar
- Integrales

**Para 20 pastelitos, a partir de un año:**
**100 g de mantequilla o de margarina**
**80 g de miel, 2 huevos**
**120 g de harina**
**1 ct colmada de levadura**
**150 g de muësli sin azúcar**
**200 g de manzanas ácidas**
**1 ct de zumo de limón**
**50 ml de infusión de frutas, cargada**
**Grasa y harina para la bandeja del horno**
***Además:***
**20 pequeños moldes de papel, o una bandeja con moldes para pastelitos**

**Tiempo de preparación:**
**50 minutos**

**Aprox. por porción:**
**293 kJ/70 kcal.**
**2 g Pr/0 g Gr/15 g Hc**

**1** Precalentar el horno a 200 °C. Poner los moldes de papel en una bandeja de hornear, o engrasar y enharinar la bandeja con moldes pequeños para pastelitos.

**2** Batir la grasa y la miel, hasta conseguir una pasta cremosa. Incorporar los huevos uno tras otro. Mezclar la harina con la levadura y el muësli, y remover.

**3** Lavar las manzanas, cortarlas en cuartos y quitarles el corazón. Pelar los cuartos y rallarlos grueso.

**4** Incorporar a la pasta las manzanas ralladas, mezcladas con el zumo de limón y la infusión. (En caso de que las manzanas sean muy jugosas, no es necesario añadir la infusión; la pasta debe quedar viscosa).

**5** Echar la pasta en los moldes de papel -o en la bandeja- y dorarla en el horno (en la parte central; con turbo a 180 °C) durante 35 minutos. Cubrirla los últimos 5 minutos de la cocción.

### SUGERENCIA

Los pastelitos pueden conservarse durante una semana, aproximadamente, dentro de un recipiente hermético. Si desea conservarlos durante más tiempo, lo mejor es congelarlos.

**En la parte superior de la foto: pastel de zanahorias y miel. En la parte inferior: pastelitos de muësli.**

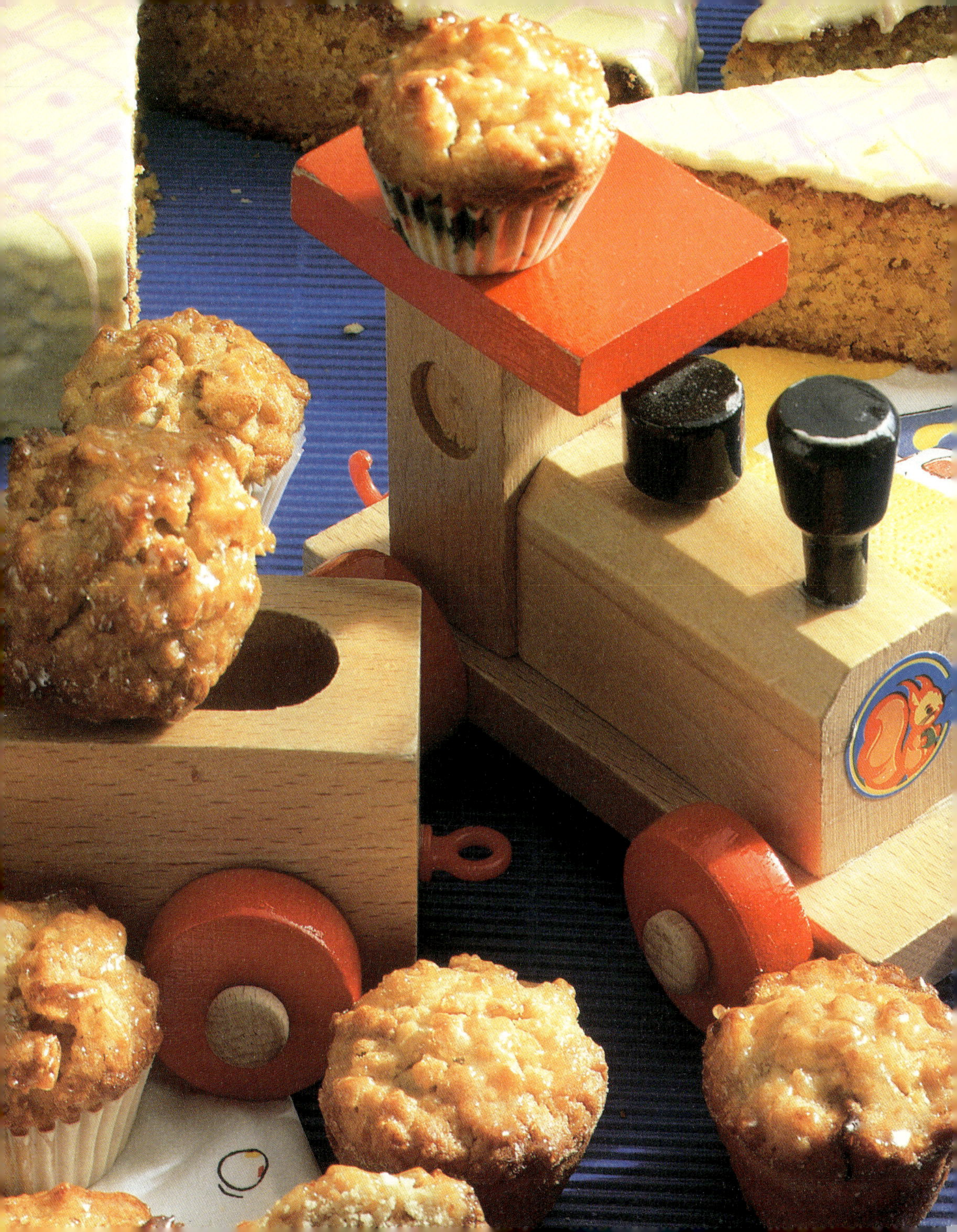

# Alergias y riesgos

Este capítulo trata sobre la diarrea o el estreñimiento en los bebés demasiado gruesos o demasiado delgados. Pero también, sobre las deposiciones, los nitratos, la higiene, la celiaquía y, especialmente, sobre la alergia. En una palabra, expone multitud de sugerencias en el caso de que su bebé tenga problemas con los alimentos o con la alimentación.

## ¡El niño no come nada!

No hay muchos bebés, pero alguno hay, que se niegan a tomar toda la alimentación que precisan para cubrir sus necesidades:

- Tómese el tiempo preciso y alargue las tomas hasta la media hora. Deje que mame las veces que lo solicite, porque al aumentar de peso se incrementa también su apetito. En ningún caso deje que el bebé pase hambre, pues se disiparán sus ganas de mamar. A menudo, incluso puede volverse perezoso para masticar la comida cuando haya crecido.
- Prepare algo apetitoso para el niño, ponga la mesa y tómese el tiempo necesario para darle de comer. Para que la papilla pase mejor, también puede recurrir a trucos como el de imitar el vuelo de un avión con la cuchara, juegos con los dedos o retahílas infantiles.
- Tenga en cuenta que los dulces, los panecillos o el zumo antes de las comidas o entre horas pueden hacerle perder el apetito. En cambio, un trozo pequeño de manzana hará que coma mejor.
- Acostúmbrese a comer cuanto antes con el niño,

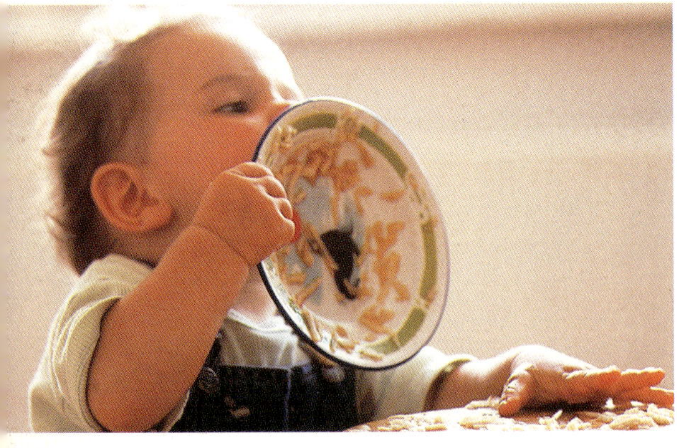

**Si a su hijo le gusta comer solo, vístalo adecuadamente y evite el caos disponiendo la mesa de manera que las manchas de comida se reduzcan en lo posible.**

ues un buen ejemplo con-
ence siempre.
A algunos niños aún les
usta que alguien les dé de
omer. Rompa estereotipos
refijados y acceda a su
eseo: más adelante comerá
olo sin pedírselo.
A otros niños les estimula
hecho de comer solos. ¡No
prima este deseo! Alegrése
e su afán y disponga la
esa de manera que pueda
acerlo sin ayuda y sin cau-
ar mucho alboroto (páginas
0 y 41).
Puesto que al niño no le
usta la papilla fría, los pla-
os divididos en varias partes
que pueden contener agua
aliente para mantener tem-
ada la comida– son muy
teresantes para los que
omen lentamente.
Un ambiente distentido y
elajante es muy importante
ara su hijo, así como deter-
inadas costumbres entre
s que se incluyen el asiento
o, la misma vajilla o las
oras de las comidas. Evite
ue la mesa se convierta en
n "foro" de discusión o en
n lugar de conflictos.
Si la comida de su hijo es
quilibrada y éste aumenta
e peso con normalidad, no
ace falta preocuparse en
bsoluto.
Los niños apacibles y tran-
uilos necesitan comer
enos que los nerviosos e
iperactivos. Confíe en su
entido común, en la báscula
en el pediatra. No permita
ue nadie le saque de quicio.

## ¿Está mi hijo regordete?

Según la ciencia, si le da exclusivamente el pecho es del todo imposible que su hijo esté demasiado gordo. Un niño amamantado nunca estará demasiado obeso. El hambre que tiene el bebé, se sacia en cada toma con la cantidad adecuada de leche materna. Sin embargo, si le da una alimentación adicional o leche maternizada puede ocurrir que le esté dando de comer en exceso. Compruebe la "curva de peso" ideal (página 6) en la "cartilla sanitaria infantil", y asegúrese de anotar el que tiene su bebé en cada revisión médica. Si resulta demasiado elevado para su altura, debería intentar que no engorde más. Las estadísticas indican que sólo el 3% de nuestros bebés están demasiado gruesos, es decir, pesan un 20% más de lo normal. Pero esta particularidad no resulta tan dramática como la falta de peso, porque si está alimentado insuficientemente verá retrasado su desarrollo pondero-estatural. Los cánones de delgadez, no son pues aplicables a los bebés. Además, la vieja creencia de que los bebés gruesos lo serían también de adultos es falsa. Sea como sea, los bebés desarrollan "depósitos de grasa" para satisfacer sus necesidades fisiológicas y corporales. El bebé recién nacido "tiene" sólo un 10% de grasa, en tanto que después del cuarto mes supone el 25% de su peso corporal.

Si a pesar de todo quiere que su bebé no engorde demasiado, las siguientes sugerencias le serán de gran utilidad:

- Siga dando al niño su ración íntegra de leche y de papilla, pero no le dé nada más. Demasiada leche (al final del primer año, no más de medio litro), puede producirle un exceso de retención de agua en el cuerpo; por su parte, la abundancia de papilla le proporcionará un exceso de calorías.
- Absténgase de darle zumos de frutas. Cuando tenga sed, déle infusiones sin azúcar o agua (página 16).
- Prescinda de darle ningún alimento adicional: ni bizcochos, ni galletas.
- Apunte todo lo que come su hijo al día, y verifique si el número de calorías de las ingestas se corresponden con las indicadas para su edad.
- Aprenda a diferenciar los gritos y el llanto del bebé cuando son expresión del hambre o la sed, de cuando se deben a dolores o simplemente quiere que le hagan compañía. ¡Intente distraerle y tranquilizarle con algún juego!

**Los gritos o el llanto no siempre son indicativos de que el bebé tenga hambre. En vez de darle simplemente el chupete, intente distraer a su hijo jugando más a menudo con él.**

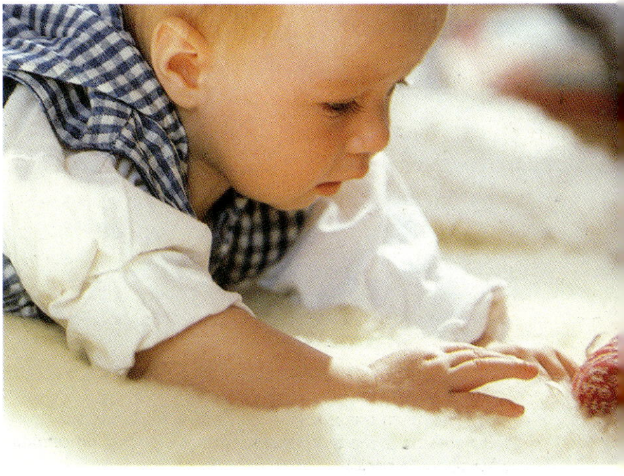

## Intolerancia y alergia

Durante el primer año de vida del bebé, hay que darle mucha importancia a dos intolerancias completamente distintas: la celiaquía y la alergia. Contra esto, ayuda mucho una alimentación correcta desde el principio.

## Celiaquía

Es una hipersensibilidad, en parte hereditaria, a las proteínas del gluten. Como los cereales (trigo, centeno, avena y cebada) contienen gluten, estas proteínas pueden aparecer muy pronto en las comidas del bebé.
Cuando el niño padece celiaquía, el contacto con el gluten daña la mucosa intestinal alterando el funcionamiento del aparato digestivo. El bebé pierde peso y su vientre se hincha muchísimo, volviéndose sus heces voluminosas, malolientes, blanquecinas y grasientas. Estos síntomas desaparecen al suprimir el gluten de la alimentación del niño:

- Hasta el sexto mes de vida, descarte completamente el gluten de la alimentación de su hijo. Tenga en cuenta que, hasta esta edad, la celiaquía es aún muy peligrosa. Así pues, prescinda de incluir en las comidas del niño: trigo, cebada, avena y centeno. En su lugar, puede preparar la leche y la papilla del bebé con copos de arroz, maíz, mijo, fécula y mezclas de harina sin gluten. Todas las recetas que figuran en este libro, tienen en cuenta esta circunstancia.
- Como a partir del sexto mes se puede diagnosticar con gran facilidad la celiaquía, a partir de esta edad debería procurar incluir el trigo en las comidas preparadas de su bebé. Cuando los niños se hacen mayores, el diagnóstico del padecimiento de esta enfermedad resulta más difícil de establecer.
- Si su hijo ha contraído realmente esta enfermedad, tendrá que erradicar el gluten por completo de su alimentación. Es muy posible que el niño no tenga que prescindir durante toda su vida de productos con gluten, pero ciertamente lo tendrá que hacer durante algunos años. En este caso, puede informarse en las herboristerías y otros establecimientos del ramo sobre la oferta de productos alimenticios adecuados (sobre todo pan).
- Déle exclusivamente el pecho durante el mayor tiempo posible, puesto que investigaciones científicas recientes han demostrado que el riesgo de padecer celiaquía se reduce gracias a una lactancia intensa y prolongada con leche materna.

## Alergias

Durante los seis primeros meses de vida del bebé, cualquier proteína que no contenga la leche materna puede desencadenar una hipersensibilidad. Es decir, las proteínas de cualquier producto alimenticio que no provengan de la leche materna son causa potencial de esta enfermedad. Al ser a esta edad la mucosa intestinal del niño mucho más permeable que la de una persona adulta, grandes partículas de proteínas pueden entrar fácilmente en el flujo sanguíneo y provocar una reacción contra lo que se considera una invasión al no reconocerlas como pertenecientes a la leche materna. Esta reacción puede manifestarse con erupciones cutáneas, vómitos, calambres en el estómago, diarrea, bronquitis o asma. Una vez el cuerpo se sensibiliza, la hipersensibilidad se mantiene frente a la sustancia correspondiente. Aunque las reacciones alérgicas de este tipo pueden ser de origen hereditario, no tienen por qué serlo necesariamente. Además, después de algún tiempo –sobre todo en los bebés–, las alergias causada por los productos alimenticios tienden a desaparecer. Eso sí, durante este período conviene evitar el "alergeno o sustancia que produce las reacciones alérgicas.

## Medidas que puede adoptar

El número de alergias aumenta permanentemente. Si la madre o el padre del bebé es alérgico, existe un 30% de probabilidades de que su hijo también lo sea. Pero si ambos padres lo son a la vez, la probabilidad de que su hijo también padezca una alergia se multiplica –consecuentemente– por dos, o sea, pasa a ser de un 60%. Si su hijo ya es alérgico, debería tener en cuenta las siguientes sugerencias

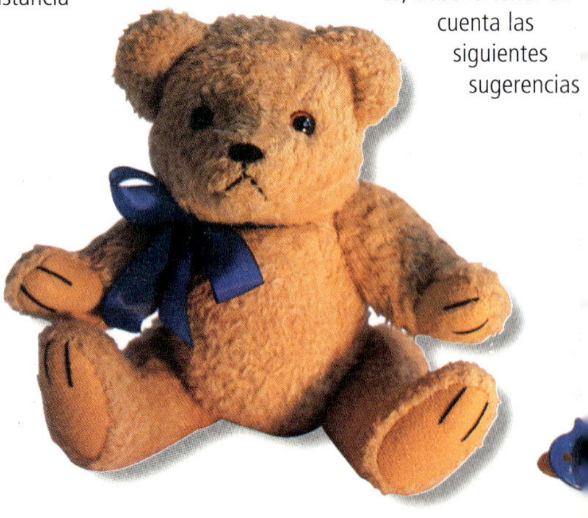

ara evitar en lo posible o ›trasar los desagradables ntomas de este padeci- ›iento:

Al menos durante los cua- o primeros meses, o mejor ıcluso durante seis, debería andonar la idea de dar a ı bebé cualquier otra proteí- a que no sea la contenida n la leche materna. Es decir, ebería darle exclusivamente pecho durante el mayor empo posible.

articularmente durante los imeros días de vida, el niño ebería tomar únicamente che de la madre. Si han de vitarse posibles lagunas utricionales, se recurrirá ntonces a una infusión de ucosa.

Si le da el pecho, en vez de mar leche entera debería otar por comer productos e leche agria y queso. Coma uy de cuando en cuando ulces y frutas ricas en áci- os, ya que estas sustancias ueden pasan a la leche aterna.

Investigaciones médicas an demostrado que cuanto ás se tarde en darle al ebé una alimentación adi- onal, menos frecuentes erán las reacciones alérgi- as. La alimentación adicio- al se puede adoptar a partir el sexto mes. A partir de ntonces, este tipo de ali- entación es importante ara su desarrollo.

Cuanto mayor es la diversi- ad de productos alimenti- os que se dan de comer al niño, mayor es el peligro de que surja una reacción alérgica. En consecuencia, lo más apropiado para su hijo es una alimentación poco variada. Puede darle las "clásicas" frutas y verduras, como zanahorias, patatas, manzanas y plátanos. Al principio conviene darle sólo copos de arroz, más adelante se le pueden dar también copos de avena. Déle siempre el mismo tipo de bizcocho. Es decir, asegúrese de proporcionale a su hijo una alimentación más bien monótona. Sólo a partir del noveno mes podrá aumentar el "menú" alimentario.

- Tenga muchísimo cuidado con todos los productos alimenticios que contienen proteínas: nueces, clara de huevo, leche de vaca, productos lácteos en general, chocolate, pescado y proteína de soja. Pero, también, con los tomates y el zumo de limón.
- Si no tiene suficiente leche materna para todas las tomas, alimente adicionalmente a su hijo con leche maternizada y si su pediatra se lo a conseja, con leche maternizada hipoalergénica (página 14).
- Además de prestar atención a la alimentación, también debe evitar en lo posible los productos cosméticos perfumados. El jabón y el aceite bastarán para una buena higiene. Elija la ropa de su bebé y vístalo con colores naturales. Procure mantener un ambiente sano en la vivienda, es decir, prescinda de materiales perjudiciales para la salud, como son el plástico o la felpa.

## El bebé y la comida familiar

Si su hijo empieza –literalmente– a "comer de su plato", también comenzarán las dificultades. A partir de este momento, tendrá que preparar las comidas sin leche. Quizá incluso pueda preparar una comida sin leche para toda la familia; así, por ej., puede hacer un puré de pasta en salsa de verdura, algún plato de patata o arroz. Algunas veces la alergia a la leche de vaca desaparece cuando el niño comienza a ir a la guardería. Consulte a su pediatra sobre este particular, ya que quizá pueda intentar darle –a la vez– una alimentación a base de leche. Pero si su hijo sigue teniendo alergia, de aquí en adelante tendrá que adoptar una alimentación especial en la que esté exen-

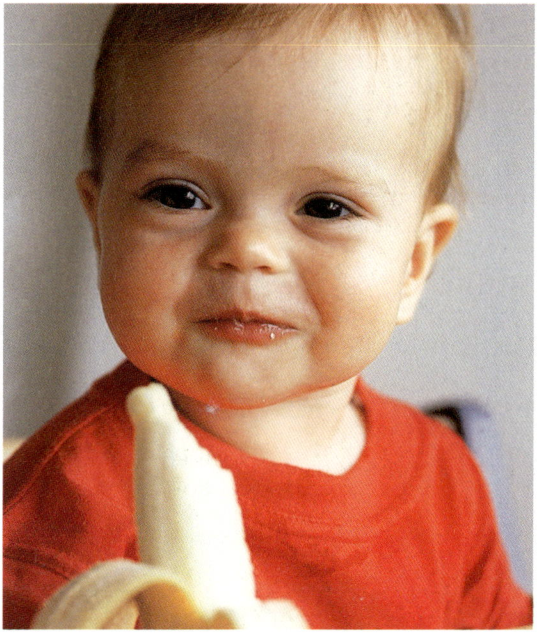

**Si quiere proteger a su hijo del padecimiento de molestas alergias, mantenga siempre la misma alimentación e incluya en ella los "clásicos" tipos de fruta y verdura como, por ejemplo, el plátano.**

ta la leche de vaca. Si no lo hace así, el niño no tendrá un aporte suficiente de calcio, vitamina A y vitamina D. Teniendo en cuenta las medidas anteriores, intente preparar esta alimentación especial de un modo totalmente normal; así, la podrá comer tanto el bebé como el resto de la familia. Si la prepara sin utilizar leche de vaca, el flan de vainilla, el arroz con leche o las rebanadas de sémola con frutas, azúcar y canela sabrán igual de bien.

## Los peligros de la diarrea

Mientras que la diarrea de los niños que toman biberón es de una consistencia acuosa, la de los que se crían tomando el pecho se reconoce por su colorido verdoso. Tanto la diarrea como los vómitos son dos padecimientos que pueden producir, rápidamente, una pérdida peligrosa de líquido. En este caso, consulte siempre con su pediatra:

- Si la diarrea es intensa, debe restablecerse de inmediato la pérdida de líquido. Para ello, déle cuanto antes una infusión natural azucarada y poco cargada (15 - 20 g de azúcar por litro); mejor aun, algún medicamento apropiado. A su vez, a los niños criados con leche materna se les da el pecho y, excepcionalmente, también a los que toman el biberón.

Poco a poco se le empieza a dar la alimentación láctea habitual para bebés, pero diluyéndola en este caso con doble cantidad de agua. A medida que la diarrea disminuye, también se reducirá la cantidad de agua. En estos caso, el pediatra no suele aconsejar ninguna alimentación especial.

Por lo demás, si su hijo está alegre y no tiene fiebre ni vomita, los siguientes remedios caseros a menudo son muy útiles:

- Déle exclusivamente fruta para comer, como un plátano aplastado o una manzana rallada.
- Asimismo, una infusión natural poco cargada es muy beneficiosa.
- De momento, elimine de su alimentación cualquier tipo de grasa y prepare las papillas con agua en vez de hacerlo con leche. Muy útil es añadir a la papilla un poco de suero de mantequilla.

### IMPORTANTE

Si su hijo padece de alergia a la leche de vaca o a la soja, la implantación de una alimentación hipoalergena normal será insuficiente para su desarrollo. En este caso, seguramente el pediatra le prescriba algún medicamento específico. (También, puede darle el pecho con más frecuencia). Pero el inconveniente de esta alimentación láctea es que resulta costosa y al bebé le sabe algo amarga.

## ¿Qué es bueno para el estreñimiento?

Mientras le dé exclusivamente el pecho a su hijo, éste jamás tendrá problemas de estreñimiento. Pero en el momento que se incorpora la alimentación adicional, o nada más que se adopta la alimentación láctea artificial, su hijo puede empezar a mostrarse estreñido. A menudo se desata un círculo vicioso: las deposiciones duras le causan dolores, por lo que el bebé instintivamente procura no defecar; así, la deposición se endurece aun más:

- Aplique al niño mucha vaselina en el culito, procurando introducir algo también en el recto.
- En lugar de azúcar, utilice al preparar la alimentación láctea o la papilla a base de leche 2 o 3 cs de extracto de malta o lactosa.
- Si está dando a su hijo un alimentación adicional, absténgase de incluir manzana rallada o plátano en la comida. Sustituya estas frutas por ciruelas pasas hechas puré, tras dejarlas macerar en agua, acompañadas de fresas frescas. De claro efecto purgante, también son: una compota de melocotón o ruibarbo, o simplemente de manzana.
- Procure que el bebé tome más fibra y déle copos, bizcochos y pan integrales.

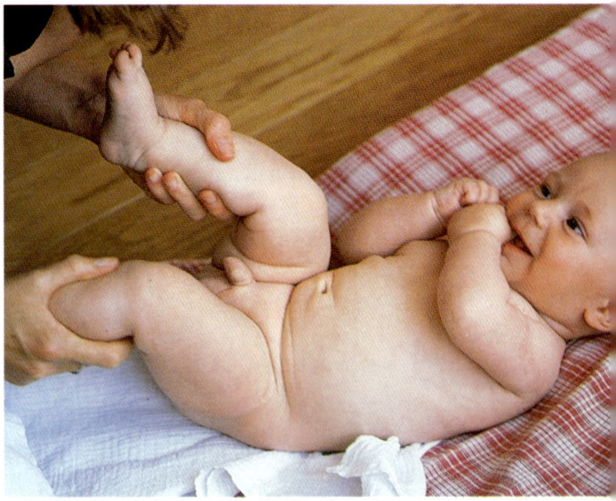

**Además del cambio en la alimentación, si tiene problemas con la digestión, procure dar a su hijo mucho cariño y hágale realizar algunos ejercicios gimnásticos apropiados.**

Al mismo tiempo, no se lvide de que su hijo beba la uficiente agua. Asegúrese de ue sólo bebe la leche preista en el plan alimentario; aga que beba más bien gua o algún tipo de infuión.

- Mezcle la papilla de la arde con yogur.
- En caso de que el estreñiniento persista, debería conultar con el pediatra. De lo ontrario, corre el riesgo de ue este trastorno transitorio e convierta en una dolencia ara toda la vida.

### La fiebre quita el apetito

a mayoría de las veces que os niños se encuentran nfermos, les sube muy rápiamente la temperatura. Y, or culpa de la fiebre alta, se nuestran muy apáticos y ansados. Además, la fiebre ace que no tengan muchas anas de beber líquido:

- No se preocupe si su hijo l enfermar come poco urante un día o dos. En stos momentos su cuerpo ace frente a la enfermedad, un exceso de alimentación uede resultar abrumador ara su organismo.
- Lo realmente importante es que tome el líquido suficiente según sus necesidades. Por lo tanto, al bebé enfermo se le puede dar un poco de infusión natural cada hora (1/2 ct de infusión y 1 cs de glucosa en 1/2 litro de agua, tras dejarla reposar durante 5 minutos).
- Si su bebé ya es algo mayor, debería adoptar una alimentación pobre en proteínas. También, sustituya parcialmente la leche por zumos de fruta o por la infusión con glucosa que se ha mencionado en la subdivisión anterior. Prepárele papillas muy líquidas de fruta y verdura.
- Si advierte que el bebé se siente muy débil, debería preparar una papilla lo suficientemente fluida para que la pueda tomar directamente del biberón. Excepcionalmente, puede utilizar una tetina de agujero mayor para darle la papilla y, también, para la infusión.
- Siempre que su hijo tenga fiebre, ¡consulte con el pediatra!

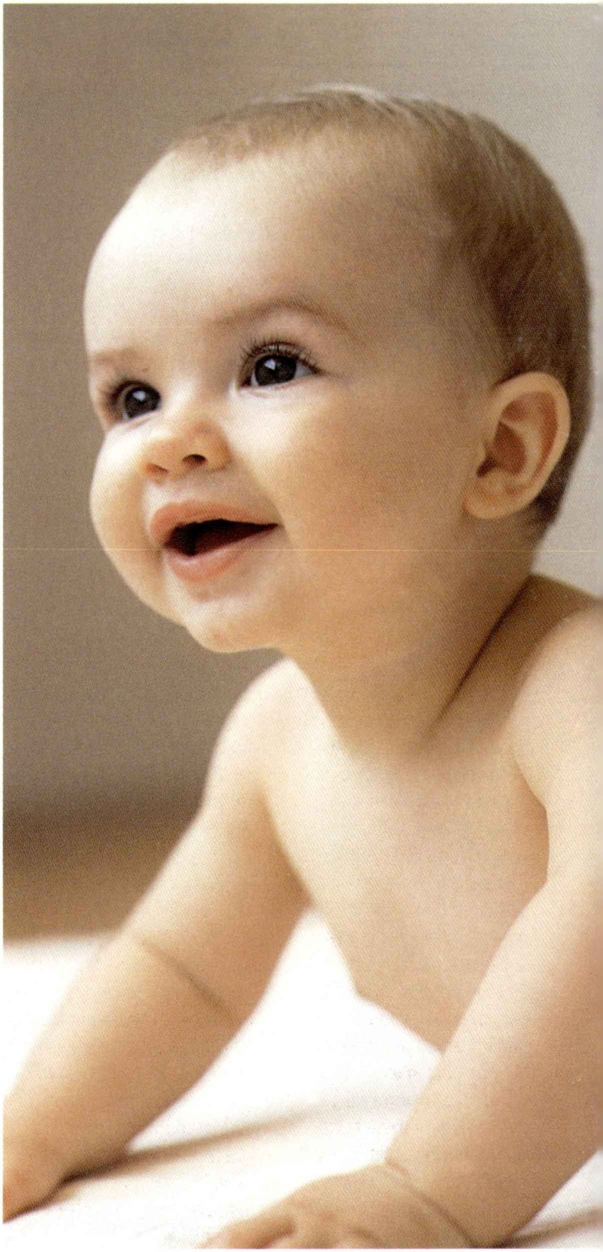

**Las enfermedades forman parte del desarrollo integral de su hijo, ya que contribuyen a su fortalecimiento y resistencia. Pero en caso de que el niño enferme, consulte inmediatamente con su pediatra.**

## Los peligros que acechan a su bebé

Al igual que todos los niños, desde un principio su bebé tiene que hacer frente al mundo en el que ha nacido. Usted no puede protegerle de todos los peligros. En el trato diario con su hijo, no permita que el miedo y la angustia le dominen. Reconforte al pequeño, pero no lo tenga metido bajo una "campana de cristal".

## Nitratos

El nitrato es una sustancia natural que se encuentra, tanto en el agua potable como en los productos alimenticios. Las bacterias transforman parcialmente, al preparar los alimentos o en el propio cuerpo, el nitrato en nitrito. Esta nociva sustancia altera la función de los glóbulos rojos, de manera que son incapaces de recoger el oxígeno y de transportarlo. Este proceso puede realizarse en el organismo de los bebés hasta los tres meses, con una rapidez dos veces superior que en los adultos. Esta insuficiencia de oxígeno origina una *cianosis*. Cuanto más pequeño, más propenso a contraer esta enfermedad. A partir del año de edad, la concentración media de nitrato ya no supone ningún peligro para el niño:

- Si no le da el pecho, infórmese en el "servicio municipal de aguas" de su localidad sobre el contenido en nitrato del agua potable. Si no, utilice agua mineral natural etiquetada en el envase con la inscripción: "apropiada para la preparación de la alimentación del bebé" (página 16). Emplee este agua mineral durante el primer año de vida del bebé. Como muy pronto, a partir de los cinco meses podrá darle verdura que contenga nitrato. Si usa leche fresca para preparar la del bebé, a partir de la cuarta o sexta semana tendrá que darle adicionalmente algo de zumo de zanahoria. En este caso lo seguro es utilizar productos comerciales, ya que el contenido en nitratos está sometido a estrictos controles.
- La comida de los bebés conviene prepararla siempre en fresco, es decir, en el preciso momento en que el niño se la vaya a comer. Bajo ningún concepto se debe recalentar ni mantenerla caliente, porque si se prepara mucho antes y la conserva caliente el nitrato se transforma en el aun más nocivo nitrito.

## Hormonas de la carne

Todavía no se sabe con exactitud si las hormonas suponen un peligro para el ser humano. Si quiere asegurarse y dar a su bebé carne sin esta sustancia, compre la procedente de explotaciones ecológicas o productos de comida para bebés. Pero no renuncie a la carne debido a las hormonas, ya que no es conveniente para el desarrollo integral de su hijo.

## Salmonella

Esta bacteria se encuentra presente –en pequeñas cantidades– en todos los productos alimenticios, pero particularmente en el huevo crudo y en la carne de ave. Si se multiplica en exceso, precisamente cuando en la cocina hace calor y no hay higiene, la *salmonella* supone un grave peligro. Puede ocasionar intensas diarreas, muy peligrosas para el bebé. La *salmonella* se elimina hirviendo la comida, por lo que es muy importante cocer bien la papilla y dársela fresca. Así pues, la comida del niño no se puede preparar mucho tiempo antes de comer, ni mantenerla caliente y, mucho menos, recalentarla. Nunca se debe dar al bebé una yema de huevo cruda, antes hay que hervirla.

## ¿Qué hacer en caso de contaminación radioactiva?

La cruda realidad es que, si se produce una contaminación radioactiva, difícilmente podremos escapar de ella. En

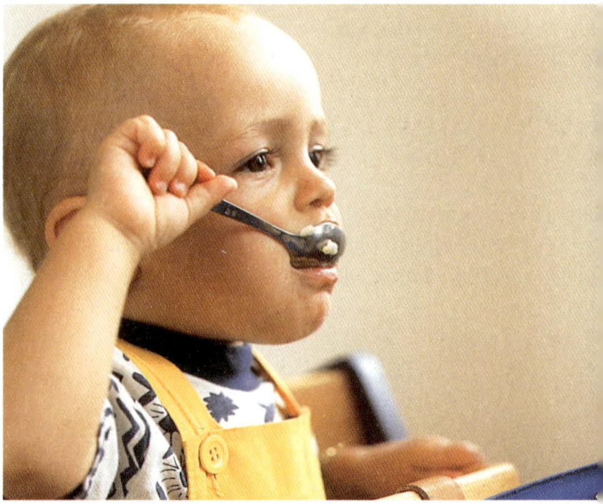

**Si adopta una alimentación consciente y equilibrada, usted puede hacer mucho en favor de la salud de su hijo.**

asos críticos, sólo se pueden eguir las indicaciones respecto a cómo "reducir las ustancias nocivas" del apar-ado siguiente. Pero si las artículas radioactivas ya se an filtrado en el suelo, las itadas indicaciones no sirven e mucho.

El pescado y la carne resul-an particularmente afecta-os por cualquier alteración n la cadena alimentaria. umente pues en su dieta las aciones de verduras, cereales productos lácteos.

Las células afectadas por a radioactividad, pueden egenerarse a través de los necanismos reparadores de uestro organismo. Así, cuan-os más productos integrales e incluyan en la alimenta-ión y cuanto más sana sea sta, tanto mejor funcionará ste sistema. Este tipo de ali-nentación, es la más apro-iada para prevenir los posi-les efectos de la contamina-ión ambiental.

## Reducir las sustancias nocivas

ebe tenerse en cuenta la egla general de que se ebería lavar a fondo todo lo ue se prepara y, si es posi-le, pelarlo y quitarle las ojas exteriores. Y ello, por-ue las sustancias nocivas se ncuentran parcialmente en a piel. Los metales pesados e hallan presentes en el aire ontaminado, en las aguas reáticas y en la cadena alimentaria. Un buen aporte de hierro, reduce la absorción de metales nocivos pesados.

- El plomo se almacena –sobre todo– en el hígado de ternera y en el de vaca, en las verduras de hoja, en los tubérculos, en varias setas y en algunas bayas. El plomo presente en el agua potable, se debe a las tuberías antiguas de este material.
- El cadmio se halla en los riñones de vaca y de cerdo, en el hígado, en las setas silvestres y en los mariscos.
- El mercurio se localiza, además de en los riñones y el hígado de cerdo, en el hígado de liebre. Y entre los pescados, en el tiburón, el mero, el atún, la anguila y el lucio.
- Residuos de medicamentos prohibidos, también pueden depositarse en la carne animal. Por lo tanto, para mayor seguridad absténgase de consumir ternera. Adquiera sólo la proveniente de explotaciones ecológicas.
- El ácido oxálico, que absorbe el calcio del cuerpo, es propio de las espinacas, la remolacha y el ruibarbo. Procure utilizar estos vegetales pocas veces y, si lo hace, combínelos siempre con productos lácteos ricos en calcio.
- La solanina forma parte de las partes verdes que pueden verse en las patatas y los tomates. Elimine estos puntos antes de la cocción, ya que la solanina es tóxica.
- Durante su primer año de vida, el bebé no debe consumir productos fritos, tostados o asados a la parrilla. Estos métodos de preparar los alimentos, podrían originar los nocivos benzopirenos para su hijo.
- Debido a su alto contenido en sal, el niño tampoco debería comer carne salada o ahumada. Además, la sal de la salmuera contiene nitrito, que se transforma en las cancérigenas nitrosaminas al freír o asar a la parrilla los alimentos. Incluso las mortadelas normales o algunos tipos de salchicha son saladas y, a menudo, ahumadas.

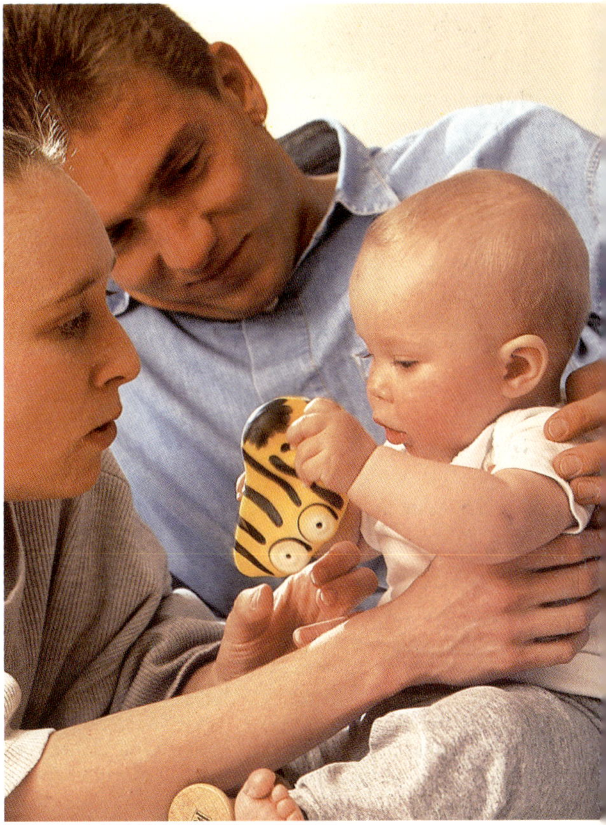

**Aunque no debe criar a su hijo como si estuviese "bajo una campana de cristal", sí le puede ofrecer una infancia despreocupada. Una alimentación sana es el mejor "arma" para hacer frente a las necesidades fisiológicas de la vida diaria.**

## NOTA IMPORTANTE

- En España impera la idea de no introducir la mantequilla en la dieta del bebé hasta que éste haya cumplido al menos un año de edad.
- Con respecto a los huevos, sólo deberían incluirse en la dieta a partir del 8° o 9° mes, y las verduras a partir del 6° mes.
- En cuanto a la glucosa o a los edulcorantes como el azúcar o la miel, no deberían introducirse en la alimentación hasta después de pasado el primer año.

## ABREVIATURAS

| | | |
|---|---|---|
| **cs** | = | Cucharada sopera |
| **ct** | = | Cucharadita de té |
| **kJ** | = | Kilojulio |
| **kcal.** | = | Kilocaloría |
| **Pr** | = | Proteínas |
| **Gr** | = | Grasas |
| **Hc** | = | Hidratos de carbono |

## TEMPERATURA DEL HORNO

Los grados de temperatura que alcanzan los hornos de gas, varían de un fabricante a otro. Para averiguar qué temperatura de su horno de gas corresponde a la misma temperatura en un horno eléctrico, deberá seguir las instrucciones que figuran en el manual de funcionamiento de su horno.

**Dagmar Freifran von Cramm**
Estudió Ecotropología (Ciencias del hogar y de la alimentación) y, después de terminar sus estudios, llevó a la práctica la teoría de la alimentación culinaria. Es madre de tres hijos. Profesionalmente trabajó en Múnich como redactora para una gran revista de cocina; y, en 1984, se pasa al periodismo especializado en alimentación. Desde el año 1986, colabora habitualmente con la revista alemana *Eltern* (Padres). La cocina experimental se debe a Úrsula Block.

**Odette Teubner**
Hija del internacionalmente famoso fotógrafo de gastronomía y arte culinario Christian Teubner, desde niña se sintió atraída por el ambiente de su estudio, entre cámaras, reflectores y fascinantes creaciones. Formada profesionalmente por su padre, tras una incursión en el mundo de la moda volvió al sector gastronómico en el que desde entonces destaca por la naturalidad y frescura de sus composiciones y bodegones.

**Sigrid Reinichs**
Después de haber estudiado diseño fotográfico en Múnich, adquiere sus primeras experiencias profesionales ejerciendo de asistente fotográfico en la revista *People*, como colaboradora en las secciones de estilismo, moda y belleza. Actualmente sus fotos pueden verse en diversos libros y revistas.

**Título original:** *Kochen für babys*
**Traducción:** Antonio Maxwell-Hudson
**Revisión médica:** Dr.Carlos Cebada Ramos
Dr. Manuel Carlos Fernández Fernández


Carretera León-La Coruña, km 5 - LEÓN
ISBN: 84-241-2516-9
Depósito Legal: LE: 66-2000
Printed in Spain - Impreso en España

EDITORIAL EVERGRÁFICAS, S. L.
Carretera León-La Coruña, km 5
LEÓN (ESPAÑA)